INHALT

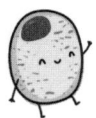

AM EIGENEN LEIB —
WARUM FETT MEIN THEMA IST

Fett ist nett? Wie komme ich dazu, so etwas zu behaupten? Fett ist ungesund, sieht auf Bauch, Beinen und Po hässlich aus und stört. Dicksein ist schlecht für unser Herz und unsere Gelenke, es führt zu Bluthochdruck, Schlaganfall und Diabetes sowieso. Nein! Fett ist viel besser, als Sie denken, Fett gehört zu uns, wir brauchen Fett. Deshalb möchte ich Ihnen etwas über Ihr Fett als Organ und Ihren Fettstoffwechsel erzählen. Und nun fragen Sie sich, wer ich bin, dass ich Ihnen das erklären kann.

Ich bin kein alter Professor, der Ihnen mit erhobenem Zeigefinger gute Ratschläge erteilt. Ich bin auch kein Chefarzt, der bereits jahrzehntelang ein hartes Regiment in der Chirurgie geführt hat und mit mahnendem Blick zu Ihnen als Patienten spricht.

Mein Name ist Anna-Theresa Lipp, und bei mir dreht sich alles ums Fett. Ich komme aus der Praxis, Fett ist mein Forschungsgebiet, in dem ich täglich untersuche, ob es »krank« oder »gesund« ist. Und ich möchte mich nun zu Ihnen an den Tisch oder aufs Sofa setzen, um Ihnen ein wenig von diesem schillernden »Organ« zu berichten. Denn ja, es ist ein bewundernswertes Organ und eines, das viel zu oft diskreditiert wird. Völlig zu unrecht. Doch im normalen Leben, jenseits der schweren Labortüre, kennt man die vielen Mechanismen unseres Fettgewebes meist gar nicht. Wenn ich die Klinikgänge verlasse, treffe ich Frauen,

Männer, Junge und Alte, die Probleme mit dem Gewicht haben, mit ihrer Gesundheit und vor allem mit ihrem Fett. Die Begriffe, die sie verwenden, um ihr Fett zu beschreiben, sind daher alle negativ.

Ich möchte aber auch meine ganz persönlichen »fetten« Einsichten und Erkenntnisse mit Ihnen teilen. Denn ich selbst habe Fett mit mir herumgeschleppt, es gehasst und verflucht. Im Laufe der Zeit habe ich mein Fett aber auch als nützlichen Bestandteil des Körpers kennengelernt. Ich bin dieser ungeliebten Masse zu Leibe gerückt. Und habe es durchschaut. Im wahrsten Sinne des Wortes.

Alles begann vor rund 15 Jahren, als meine Beine in der Pubertät immer dicker wurden, mein Oberkörper aber derselbe blieb. Es war schrecklich. Ich hatte das Gefühl, plötzlich nicht mehr in der Lage zu sein, über meinen Körper selbst zu bestimmen. Die Proportionen veränderten sich, ohne dass ich etwas dagegen tun konnte. Als Kind war ich dünn und später ein sportlicher, schlanker Teenager, großgewachsen mit langen, ebenso schlanken Beinen und vielen sportlichen Hobbys. Die Veränderung kam daher für mich wie ein Schock.

Meine Eltern waren beide Universitätsprofessoren und gehörten bereits der Öko-Bewegung an, Jahrzehnte bevor es »angesagt« wurde, grün oder vegan zu sein. Soweit es die Bilddokumentation und Erzählungen zulassen, glaube ich behaupten zu können, dass mein Bruder und ich in unserem Leben kein einziges Gläschen mit industrieller Babynahrung gefüttert bekamen und wir auch sonst aus unserem Garten saisonal ernährt wurden. Zu fette Ernährung oder Bewegungsmangel waren also nicht schuld an meinem Problem. Ich war kein Opfer frühkindlicher Fehlernährung. Und doch wurde ich untenrum breiter und breiter.

Nichts half dagegen. In meiner Familie waren alle ratlos. Übergewicht war meinen Eltern und meinem Bruder fremd.

Irgendwie wurden die dicken Beine Teil meines Alltags, ebenso wie die schwarzen Hosen und die Verbannung aller kurzen Röcke und Kleider. Von den Schmerzen, die ich zunehmend in den Beinen verspürte, ganz zu schweigen.

Als ich mit 24 Jahren mein Medizinstudium in München als approbierte Ärztin abschloss, hatte sich an meiner Beinform leider nichts verändert, aber die Schmerzen beim Stehen und die blauen Flecken an meinen Beinen wurden immer stärker.

Im Anschluss an mein Studium entschied ich mich zu einer Ausbildung als Plastische Chirurgin. Die Wiederherstellung versehrter oder entstellter Körper war etwas, das mich interessierte.

Ich war bereit, in die Welt der Medizin hinauszugehen, aber meine Beine machten mir leider immer häufiger einen Strich durch die Rechnung. Langes Stehen, wendige Schritte, das war alles nichts mehr für mich.

Als drahtige Sportskanone konnte man mich nun wahrlich nicht (mehr) bezeichnen, aber ich war zäh und hatte einen starken Willen. Zumindest das war mir vom Sport geblieben.

Doch besonders während der Nachtdienste quälten mich nicht nur Schlafmangel, sondern auch meine schmerzenden Beine.

Im Rückblick erscheint es mir logisch, dass ich diese Dienste nicht sehr gerne mochte. Meine Schmerzen waren besonders stark, wenn wir nachts notfallmäßig Patienten operierten, die sich schwere Verletzungen oder Verbrennung zugezogen hatten. Die meisten Kollegen waren einfach nur müde, hungrig oder schlecht gelaunt, weil sie aufstehen mussten. Ich aber hatte richtige **Schmerzen**, die sich bis zu meinen Füßen runterzogen. Trotz Kompressionsstrümpfen glaubte mir das kaum jemand, wenn ich nachts um 4.00 Uhr nach der Operation Schmerzmittel nehmen und die Beine hochlegen musste.

Ähnliches hatte ich auch schon bei Freunden und Bekannten erlebt. Die meisten Menschen sehen nur das, was sie sehen wollen, und brauchen eine Schublade, in die sie alles und jeden stecken können. Für mein Lipödem hatten aber selbst ärztliche Kollegen keine passende Schublade, und so machten sie Schokolade für meine dicken Beine verantwortlich. Dabei aß ich die äußerst selten. Im Gegenteil. Jahrelang probierte ich Diäten und neue Diätpillen, ich schluckte entwässernde Medikamente, die sonst nur Herzkranke schlucken, und ernährte mich hauptsächlich von Salat. Kalorienbomben kamen so gut wie nie bei mir auf den Tisch. Doch an meinem Körper änderte sich nichts.

Das alles trieb mich in die Verzweiflung und näher an den Glauben, dass ich eben so sei und man nichts ändern könne. Mein Selbstwertgefühl sank unter den Nullpunkt, und ich entwickelte einen pathologischen Neid auf Menschen mit sichtbaren Knöcheln. Bei mir hingegen schienen die Waden formlos direkt in meine Füße überzugehen – ohne Knöchel. Ich hatte »Wöchel«. Eine Mischung aus Waden und Knöchel.

Die Suche nach den Ursachen für meine dicken Beine gab ich jedoch nicht auf. Doch obwohl ich bereits seit zwei Jahren in der Chirurgie tätig gewesen war, brauchte es noch drei verschiedene Fachärzte, unzählige Gespräche und langen Atem, um endlich herauszufinden, dass ich an einem Lipödem litt und nichts für meine schweren und unproportional dicken Beine konnte.

Ein Lipödem ist per Definition eine Fettverteilungsstörung, die sehr häufig vorkommt. Es heißt, dass in Deutschland 11 Prozent der Frauen an dieser Krankheit leiden. Bei vielen von ihnen bleibt sie jedoch unerkannt. Signifikant sind dicke Beine oder Arme, Schmerzen und auffällige blaue Flecken (Hämatomneigung). Die Krankheit wird durch weibliche Hormone getriggert und manifestiert sich daher meistens in der Pubertät, in der Schwangerschaft oder mit Einnahme der Antibabypille. Wer noch nie etwas davon gehört oder gelesen hat, kennt vielleicht den Begriff Säulenbein oder Reiterhosen – so wird es gerne im Volksmund genannt.

Fettzellen, die an meinen Beinen wachsen und immer mehr und größer werden, ohne dass ich einen spürbaren Einfluss darauf haben könnte? Wenn ich das vor der Pubertät geahnt hätte – ich wäre gerne ewig Kind geblieben.

Nach der Diagnose kamen bei mir die Dinge ins Rollen. Die nachfolgenden Jahre musste ich mehreren Operationen unterziehen, in denen das kranke Fett entfernt wurde und ich langsam zu dem Menschen werden konnte, der ich eigentlich schon viel früher hätte sein können. Die Veränderung war gravierend. Ich fühlte mich wie neugeboren. Hätte es mir nur irgendjemand mal eher gesagt.

Das Tragikomische an der ganzen Sache war auch gewesen, dass mir in meiner Familie bis dato niemand geglaubt hatte, meine Mutter von der Krankheit nicht betroffen war. Ich hatte sie von meiner Großmutter väterlicherseits geerbt, die unter denselben Symptomen gelitten hatte wie ich. Damals aber wusste niemand, was ein Lipödem war, geschweige denn, wie man es richtig behandelt. Niemals hatte sie sich insofern über ihre Beine oder deren Form beklagt. Sie hatte gelernt, damit zu leben. Als meine Großmutter starb, war ich fünf Jahre alt und weit davon entfernt zu wissen, dass mich das gleiche Schicksal ereilen würde.

Viele Jahre stand ich daher nicht nur dem Zweifel meiner Kollegen gegenüber, sondern auch dem meiner durchweg schlanken Familie, die einfach nicht an so etwas wie ein Lipödem glauben wollte. Entschlossen, ihnen zu beweisen, dass meine Fettzellen anders tickten als ihre, startete ich meine ersten Wissenschaftsversuche mit Lipödem-Fettzellen im Labor. Und so begann mein schicksalhaftes Abenteuer mit dem Fett.

Zurückblickend kann ich sagen, dass es genauso verrückt war, wie eine Nadel im Heuhaufen zu suchen. Doch ich ließ mich von meiner wissenschaftlichen Intuition leiten und fand nach zwei Jahren unter anderem genau jene Faktoren, die Lipödem-Fettzellen von normalen Fettzellen unterscheiden.

Fünf Jahre, zahlreiche Publikationen und dreißig Kongresse später sitze ich nun hier und schreibe für Sie diese Zeilen. Wenn Sie mich jetzt noch einmal fragen, was mich dazu befähigt, Ihnen etwas über den Fettstoffwechsel zu erzählen, dann kann ich dazu nur sagen: Ich habe am eigenen Leib erfahren, welche Vorurteile »Fett« mit sich bringt. Ich bin wieder und wieder in die Diätfalle getappt. Ich habe mein Selbstwertgefühl unter dem Teppich gesucht und schließlich ganz woanders wiedergefunden. Ich bin mit Anfang dreißig eine begeisterte junge Fettstoffwechselforscherin und habe als Plastische Chirurgin Hunderten von Patientinnen das kranke Fett entfernt und ihnen damit in gewissen Sinne zu einem neuen Leben, vor allem aber einem neuen Lebensgefühl verholfen.

Diese Reise zu dem Wissen, das ich heute habe, war einmalig. Mein Perspektivwechsel von der Patientin zur Fett-Wissenschaftlerin und Ärztin ermöglichte mir einen 360-Grad-Blick auf die Welt des Fettgewebes.

Fett ist nicht nur schlecht, böse oder gefährlich. Und es muss auch nicht zwangsläufig operativ entfernt werden. Aber Fett ist definitiv mehr als wabbelige Masse. Ich möchte Ihnen dieses ungeliebte Organ ans Herz legen. Und das ist in diesem Fall überhaupt nicht gesundheitsschädlich – im Gegenteil!

Vor allem auch meinen Lipödem-Patientinnen und Leidensgenossinnen lege ich dieses Buch ans Herz. Denn sie denken vielleicht: Ist das nicht widersprüchlich? Unser Fett ist doch krank und schlecht, wie kann es da nett sein? Sie werden überrascht sein.

Meine eigene Geschichte soll Mut machen und zugleich trösten. Wir sind unserem Fett und unseren genetischen Anlagen nur ein Stück weit wirklich ausgeliefert. Ein großer Vorteil ist, dass wir in der heutigen Zeit leben und nicht wie meine Großmutter vor rund einhundert Jahren. Hätte sie die Chancen gehabt, die wir heute haben, und das Wissen, das uns zur Verfügung steht – sie hätte vielleicht ein ganz anderes Leben gelebt.

Der Schlüssel zur Veränderung liegt in unserer Hand, und jede Veränderung beginnt mit dem ersten Schritt. Und dieser heißt verstehen. Wenn Sie bereit sind, den ersten Schritt zu machen, dann kann es jetzt losgehen!

Ich wünsche Ihnen viel Vergnügen und am Ende eine fette Erleuchtung.

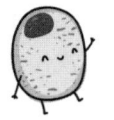

I.
WETTEN?
FETT IST NETT

Herzlich willkommen in der wunderbaren Welt des Fetts! Schillernd, dynamisch, schützend, isolierend, ernährend, wandelbar. Ich bin mir sicher: Es gibt so viele Dinge, die Sie über Fett noch nicht wissen. Die meisten Ratgeber zum Thema Fett beschäftigen sich mit den Möglichkeiten, wie man Fett eliminiert, wie man es loswird, und das alles möglichst schnell. Leider wird oft nicht die ganze Geschichte vom lieben Fett erzählt. Fett ist nicht nur böse. Es hat auch einen Sinn. Und es ist eigentlich unser größtes, ja auch überlebenswichtigstes Organ.

Nun fragen Sie sich vielleicht: Fett ist ein Organ? Ja. Ein Stoffwechselorgan. Denn ein Organ ist per Definition ein Gewebeverbund von Zellen. Eingebettet in eine gitternetzartige Struktur aus Bindegewebe liegt unser hochkomplexes Organ Fett. Nun zu seiner Anatomie: Das Fettgewebe besteht aus tiefen Schichten, oberflächlichen Schichten und kleinen Fettdepots, die sich um unsere Organe schmiegen. Nur weil wir viel davon nicht sehen können, heißt es nicht, dass es nicht aktiv ist. Es ist höchst lebendig. Es gibt uns Form, Wärme, Schutz und Energie.

Wie wichtig dieses Organ Fett für uns ist, merken wir erst, wenn wir zu wenig davon haben oder zu viel und es dann nicht mehr kontrollieren können. Wenn im Sommer der Bikini perfekt passt oder wir problemlos schwanger werden können, denken wir nicht an unser Fett. Sobald wir jedoch Probleme bekommen, erkennen wir, wie wichtig die Stoffwechselvorgänge im Organ Fett für unsere Gesundheit und unser Wohlbefinden eigentlich sind. Es ist ein Zusammenspiel aus unendlich vielen Faktoren. Ein Uhrwerk ist plump dagegen. Das Erstaunlichste dabei ist, dass wir unseren Fettstoffwechsel (med. Metabolismus, aus dem Altgriechischen, was so viel wie Umwandlung oder Veränderung bedeutet) beeinflussen können, wenn wir aus dem »Unbewussten« in das »Bewusste« wechseln. Deshalb sollten wir uns dringend unseres Fetts bewusst werden!

Wie bei den meisten Prozessen im Körper fungiert unser Gehirn als übergeordnete Schaltzentrale. Und immer wieder entdeckt die Wissenschaft bisher unbekannte Signalwege und Botenstoffe und bietet uns so Einblick in den menschlichen Metabolismus. Doch diese Erkenntnisse sorgen leider auch oft für Verwirrung. Die Publikationen, die Mediziner und Wissenschaftler veröffentlichen, gelangen so gut wie nie an die Öffentlichkeit, außer wenn sie von pfiffigen WissenschaftsjournalistInnen gelesen und für die Bevölkerung übersetzt werden. Es ist ein Wust aus Zahlen und Namen, aus Fachbegriffen und Hypothesen, die man nur verstehen kann, wenn man in dieser Sprache geübt ist. Ich möchte Ihnen in diesem Buch die wichtigsten Codes aus diesen Schriften gerne übersetzen und die relevanten Fakten zum Thema Fett erklären. Die Zusammenhänge zwischen Fett, Gehirn, Darm und Reproduktionsorganen sind faszinierend.

Gerade hier und heute, in einer Welt, in der es Millionen von Informationen abrufbar im Internet gibt, in der man kostenlos Diätpläne zusammenstellen kann, und Diät-Apps uns täglich überfluten, brauchen wir dringend neue Erkenntnisse über unser Fett! Warum? Weil wir in einer Zeit leben, in der Information alles zu sein scheint und Wissen nichts. Aber was können Sie mit

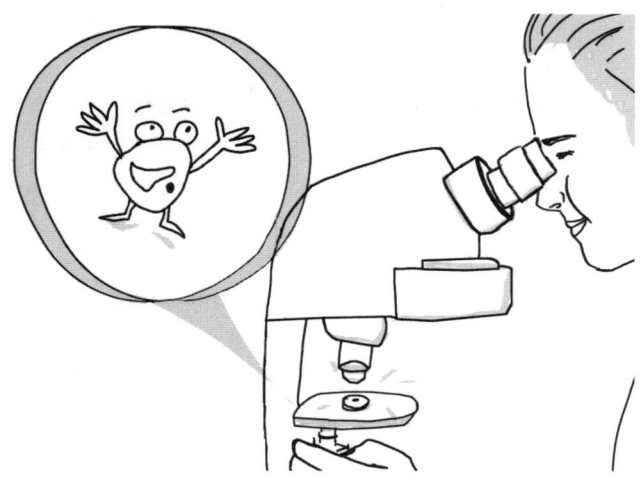

einer Information anfangen, die so komplex ist, dass es keinen Mehrwert für Sie hat? Geben Sie doch bitte mal das Wort Fett in Ihre Suchmaschine ein. Sie erhalten ungefähr 16 Millionen Treffer. Und die ersten acht Treffer klingen bereits so langweilig, dass man keine Lust hat, sie zu öffnen. Dazwischen erscheinen Anzeigen über – wie könnte es anders sein – Gewichtsabnahme und Körperfettreduktion.

Und immer wieder lesen wir:

>*Fett hat mehr als doppelt so viele Kalorien wie Kohlenhydrate und Eiweiße.*«

>*Zu viel Fett ist ungesund.*«

>*Fett macht fett.*«

Blicken wir also noch einmal kurz zurück auf das, was wir eigentlich denken: Fett **nicht** nett.

Die meisten Menschen stellen sich ihr eigenes Fett vermutlich als stinkende und ölige Masse vor, die sich wie Lava durch den Körper zieht und möglichst verschwinden soll von da, wo es jetzt sitzt. Am Po, an den Oberschenkeln, am Bauch. Oder unterm Kinn. Wenn wir über Fett lesen, dann wird es klassifiziert und stigmatisiert als »böses Fett« oder »gutes Fett«, ohne dass wir je eine Verbindung oder gar Beziehung zu diesem lebenswichtigen Organ aufgebaut haben.

Wir wollen jeden Frühling wieder unser Fett »loswerden«, manchmal bekommen wir auch unser »Fett weg«, was umgangssprachlich bedeutet, dass man Ärger bekommt. Die Redewendung kommt übrigens aus einer Zeit, in der beim Schlachten von Tieren die proteinreichen nahrhaften Stücke des Schweins den Privilegierten am Tisch vorbehalten waren, wohingegen die »fettigen« Ränder an die weniger gut gestellten Knechte oder Mägde verteilt wurden. So oder so, Fett hat in unserer Gesellschaft heutzutage keinen guten Ruf.

Vermutlich begeben sich die meisten Menschen auf die Suche nach Informationen über »Fett«, weil sie ein »fettes« Problem haben. Körperzonen sind nicht mehr so definiert, wie sie sein sollten; man macht sich Sorgen um seine Gesundheit, weil der Nachbar kürzlich einen Herzinfarkt hatte und man jetzt auch auf »gesunde Fette« umsteigen will, um das Schlimmste zu vermeiden. Es gibt so viele Motivationen dafür, sich über Fett zu informieren. Was dahintersteckt, ist die Suche nach ein und derselben Sache. Die Suche nach **der** Information, die einen weiterbringt, die Logik des Fett zu verstehen. Aber abgesehen von lehrbuchhaften Einträgen und Informationen, welche Omega-Fettsäuren in welchen Fischen stecken, erhalten wir eigentlich nicht viel Nützliches von Google & Co. Ganz zu schweigen von den vielen selbsternannten »Ernährungs-Gurus« aus der Fitness-branche, die ihre eigenen Erfahrungen in sozialen Medien teilen und denen man gerne glauben möchte, weil man ihre makellosen Körper bewundert. Aber wissen die wirklich, wovon sie reden? Wenn man sie fragen würde, welche Funktion die »Lipoproteinlipasen« haben – glauben Sie, man bekäme eine richtige Antwort? (Aber Sie, liebe Leser und Leserinnen, werden es bald nicht nur wissen, Sie werden es verstehen und sogar anderen erklären können!)

Und darüber hinaus: Von mir bekommen Sie eine frisch aufbereitete Datenanalyse, die auf Sie zugeschnitten ist. Denn was ist wertvoller als die Daten? Erfahrung in der Datenanalyse. In den vergangenen zwölf Jahren meines beruflichen Lebens habe ich mich intensiv mit dem Thema Fett beschäftigt – nicht zuletzt aufgrund meiner persönlichen Geschichte.

Vergessen Sie nun all das, was Sie über Fett zu wissen glauben, und beginnen Sie eine Reise, die Sie verändern wird. Wenn Sie mit mir auf diese Reise »durchs Fett gehen«, werden Sie am Ende zu sich selbst finden. Das klingt nach einem fetten Buchversprechen? Ist es auch. Ich stelle Ihnen die wichtigsten Grundprinzipien dieses Organs vor und lasse es für Sie in einem völlig neuen Licht erscheinen.

Sie werden aufhören, ausschließlich schlecht über Fett zu denken. Sie werden Ihren ganz persönlichen lästigen Fettkreislauf durchbrechen.

Ich verspreche Ihnen, dass Sie Dinge erfahren werden, von denen in keinem anderen Buch über Fettstoffwechsel oder Diäten die Rede ist. Die Reise wird von der Hülle bis zur Zelle gehen und Sie hoffentlich erstaunen, begeistern und erleuchten – so wie es mir erging. Danach werden Sie dauerhaft etwas verändern.

Fett ist mehr als nur eine Reserve. Fett ist nützlich. Fett ist wandelbar. Fett gehört zu uns. Fett ist das vielfältigste, ja man könnte sagen, es ist das schillerndste Organ unseres Körpers.

Sie werden Ihr Fett von nun an mit anderen Augen betrachten und es (auch) als wertvollen Teil Ihres Organismus kennenlernen. Sie werden verstehen, warum es möglicherweise an Ihnen »klebt« und Sie einfach nicht verlassen möchte. Oder warum es Ihnen vielleicht sogar schwerfällt, es loszulassen. Sie werden Nützliches über Fett-Vererbung erfahren, was man dagegen tun kann und woran es liegt, dass Menschen, die viel Fett essen, dennoch sehr schlank bleiben können.

Sie lernen etwas über starken Heißhunger und warum theoretisches Wissen aus fünf neuen Diätbüchern meist nichts nützt. Wir beschäftigen uns mit der »emotionalen« Funktion des Fetts und ergründen, warum Stress und Fett unzertrennlich wie zwei dicke alte Freunde sind.

Darüber hinaus entschlüsseln wir jene Mechanismen, die für unser Ess-Verhalten und damit auch für die Gewichtszunahme zuständig sind. Erleben Sie, was Ihr Fettstoffwechsel den ganzen Tag macht! Was Ihr Körper mit einer Avocado anstellt und wie er eine Rostbratwurst verarbeitet.

Und nicht zuletzt werden wir uns anschauen, wie unser Gehirn mit dem Fett kommuniziert. Denn nicht unser Fettgewebe entscheidet, wann wir den nächsten Apfel essen oder uns nach einem Stück Kuchen sehnen, sondern unser Gehirn.

Ich wünsche mir, dass Sie Ihren Körper nicht nur besser verstehen, sondern auch spüren lernen. Weil Sie erfahren werden, was

Ihr Fett ganz persönlich mit Ihnen und Ihrem Wohlbefinden zu tun hat. Von Kopf bis Fuß.

Natürlich wäre es vermessen zu schreiben, dass Sie Ihren Körper nach der Lektüre dieses Buches uneingeschränkt lieben werden. Vielleicht kann ich Ihnen aber ein paar Türen öffnen, an denen Sie jahrelang vorbeigegangen sind, ohne sie wahrgenommen zu haben. Man kann keine Türe öffnen, geschweige denn durch sie hindurchgehen, wenn man gar nicht weiß, dass sie existiert. Lassen Sie mich also beim Thema Fettstoffwechsel Ihr Geheimtüröffner sein und Sie auf dem Weg zur Ihrer ganz persönlichen »Fett-Erleuchtung« begleiten. Ein Weg, wie man heutzutage mit einer normalen Ernährung (was ist das überhaupt?) dauerhaft gut leben kann. Und nicht ein bis zwei Kilogramm pro Jahr mehr auf die Waage bringt und sich von jeder Neujahrsdiät spätestens im Februar wieder frustriert zurückzieht. Ich werde Ihnen in diesem Buch nicht nur die Tür zeigen, die Sie nie gesehen haben, sondern Ihnen auch die passenden Schlüssel mit auf den Weg geben: Praktische Tipps und jede Menge Tricks, die garantiert funktionieren.

Und wir sollten Fett vor allem ein anderes, besseres Image verpassen. Es ist an der Zeit, ein neues Fettverständnis zu erlangen. Ins Gleichgewicht zu kommen mit den Molekülen, die uns ausmachen, dank denen unsere Vorfahren in der Savanne nicht verhungert und in den Alpen nicht erfroren sind. Denn nur wer die Zusammenhänge versteht zwischen Magen-Darm-Trakt, Gehirn und Oberschenkeln wird sich mit diesem ungeliebten Organ Fett versöhnen.

Am Ende – das verspreche ich Ihnen – werden Sie verstehen, warum Sie alles selbst in der Hand haben: Ihr Gewicht, Ihr Fett, Ihr Wohlbefinden. Wetten?

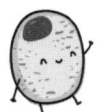

II.
WAS BIST DU DENN FÜR'N (FETT-)TYP?

Erkennen Sie sich wieder?

Wo sollen wir anfangen? Ich schlage vor, wir beginnen den Weg mit einem Blick auf uns selbst. Zunächst einmal ganz oberflächlich. Stellen wir uns also vor den Spiegel – doch bevor wir nun an uns rummäkeln, weil dieses oder jenes nicht perfekt oder ideal ist, sollten wir ganz unvoreingenommen und wertfrei an unseren Körper herangehen. Nur mal gucken sozusagen. Was sehen Sie? Einen Mann oder eine Frau? Simple Frage – aber eine entscheidende. Auch in Sachen Fett.

Doch Menschen unterscheiden sich fettmäßig nicht nur aufgrund ihres Geschlechts, das Fett hat uns auch individuell geformt. Es ist nicht bei allen gleich angelegt, das gilt für Frauen wie für Männer. In jeder Familie tummeln sich die verschiedensten Typen: Es gibt die kugelrunde dicke Tante und den hageren Onkel. Die dürre Cousine und den rundlichen Neffen. Die Oma hat breite Hüften, ihre Schwester nicht. Wie sieht es bei Ihnen aus? Schauen Sie sich Ihre Figur mal in Ruhe an.

Innerhalb dieser Figur hat sich das Körperfett auf eine ganz spezielle und individuelle Art und Weise verteilt. Das geschieht selten gleichmäßig, meist sitzt an der einen Stelle mehr als an der anderen.

Man spricht daher von verschiedenen Fett-Typen und diesen liegen unterschiedliche Fettverteilungsmuster zugrunde. So entstehen die dicke Tante, der dürre Onkel – und der Typ, der als »Sexiest man alive« auf dem GQ-Cover abgebildet wird.

Der amerikanische Mediziner und Psychologe William Sheldon hat 1942 drei Somatotypen unterschieden. Schauen wir uns zunächst diese Typologie an:

– Der **ektomorphe** Körpertyp hat einen sehr schmalen Körperbau. Er ist meist sehr dünn mit schmalen Schultern und hat wenig Körperfett.

– Der **endomorphe** Typ hat eher breite Schultern und Hüften und neigt leider zum Übergewicht.

– Der **mesomorphe** Typ hat einen voluminösen Brustkorb, breite Schultern, aber wenig Körperfett. Er neigt zur Muskulösität, sein Körper gleicht dem eines V.

Und schon merkt man, dass diese Einteilung nicht besonders zielführend ist, diese Typen kommen in Reinform auch eher selten vor. Meist begegnen uns Mischformen, also Menschen, die Merkmale aller drei Typen in sich vereinen.

Daher ist diese Einteilung auch meiner Meinung nach überholt, ich wollte Sie Ihnen aber keinesfalls vorenthalten.

Mir persönlich gefällt die nächste Einteilung besser.

1. Apfel

Der Apfeltyp (häufiger bei Männern) setzt das Fett in der Körpermitte an. Und auch da ist Fett nicht gleich Fett. Es gibt die eher weichen, sogenannten »Schwimmringe« oder den festen prallen »Bierbauch«.

(Natürlich gibt es auch Apfelmänner, die einen »gemütlichen« Bierbauch vor sich hertragen, obwohl sie gar kein Bier trinken.)

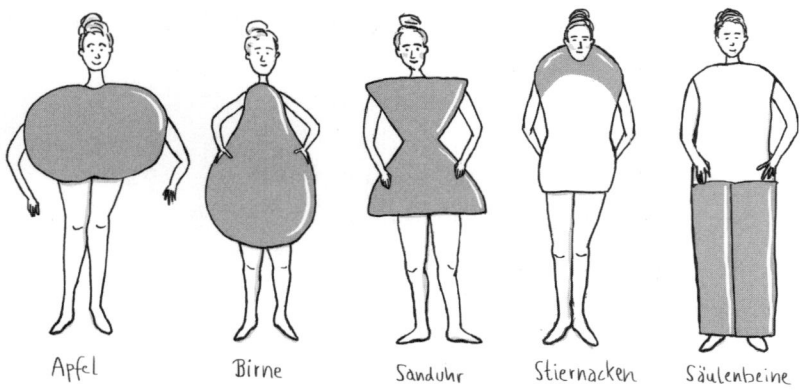

Apfel   Birne   Sanduhr   Stiernacken   Säulenbeine

Frauen mit einer Apfelfigur haben meist sehr schlanke Beine, dafür eher »Schwimmringe« und oft auch eine große Oberweite.

2. Birne

Der Birnentyp kommt häufiger bei Frauen vor. Hier lagert sich überschüssiges Fett an Hüften, Gesäß und Oberschenkeln ab. Der Oberkörper bleibt weitestgehend verschont.

Vielleicht haben Sie eine Freundin, die dauernd über ihre »Reiterhosen« klagt, und dass sie immer an den falschen Stellen abnimmt. Das liegt daran, dass sich diese Fettpolster tatsächlich schwerer abbauen lassen. Allerdings können auch Männer eine Fettverteilung nach dem Birnenmuster haben. Auffällig hierbei sind breite Hüften, ein kräftiges ausladendes Gesäß und stämmige Beine.

3. Hour Glass (Sanduhr)

Haben Sie eine schmale Taille, sind Schultern und Hüfte ungefähr gleich breit? Herzlichen Glückwunsch, dann sind Sie der ideale Figur-Typ. Bei Ihnen hat sich das Fett an den richtigen Stellen gleichmäßig und gut verteilt.

4. Stiernacken

Im Alltag werden so zumeist Männer mit einem stark ausgeprägten Nacken genannt. Wobei die Extremitäten eher schlank sind. Einen Stiernacken kann man sich natürlich auch im Fitnessstudio antrainieren. Aber unter medizinischen Gesichtspunkten handelt es sich hier um eine sichtbare Gewebeansammlung im Nackenbereich. Und da hat überschüssiges Fettgewebe eigentlich nichts verloren.

5. Säulenbeine

Hier haben wir es mit der Reithosenfettsucht zu tun, also wirklich auffälligen Fetteinlagerungen an den seitlichen Oberschenkeln. Anders als die oben genannte Birnenfreundin, die vielleicht nur etwas mehr Speck um Beine und Hüften hat, sind die Säulenbeine eine ernstzunehmende Angelegenheit.

Fettverteilungstypen: Was steckt dahinter?

Apfel, Birne oder Sanduhr? Natürlich haben diese Typen nicht nur eine optische oder ästhetische Bedeutung. Dafür gibt es Gründe. Gute sogar. Wichtig für die Einteilung ist dabei der Taille-Hüfte-Quotient. Dieser wird errechnet, indem der Taillenumfang durch den Hüftumfang dividiert wird.

Je höher der Quotient, desto größer der Anteil des Viszeralfetts, also jenes Fett, das sich im Bauchraum breitmacht. Und damit einher geht ein Gesundheitsrisiko. Die Weltgesundheitsorganisation (WHO) spricht von einem erhöhten Risiko, wenn der Quotient bei Frauen über 0,85 und bei Männern über 0,9 liegt. Nehmen wir mal an, eine Frau hat einen Taillenumfang von 75 cm und einen Hüftumfang von 100 cm. Ihr Taille-Hüfte-Quotient liegt somit bei 0,75, also im Normbereich. Bei Männern wäre das zum Beispiel ein Bauchumfang von 80 cm und 95 cm Hüftumfang, der daraus errechnete Quotient liegt bei 0,84, also auch normal. Liegt bei der Frau der Taillenumfang aber plötzlich nach Gewichtszunahme bei 90 cm und bei unserem Beispielsmann bei 100 cm, kommen wir auf Quotienten von bei 0,9 beziehungsweise 1,0. Und somit besteht ein erhöhtes Risiko für Herz-Kreislauf Erkrankungen.

Wenn wir nun bei einem Bummel über die Einkaufsstraße oder einem Spaziergang im Park die Männer und Frauen um uns herum betrachten, dann begegnen uns Birnen, Äpfel und Sanduhren, leider auch Menschen mit Säulenbeinen oder Stiernacken.

Haben die einen also einfach Glück und die anderen Pech gehabt? Wer oder was entscheidet, ob wir Apfel oder Birne beziehungsweise gesunder Apfel und gesunde Birne sind?

Alpha oder Beta?

Fangen wir mit dem signifikantesten Unterschied an: Dem zwischen Mann und Frau. Zunächst ist das weibliche Geschlechtshormon Östrogen »schuld« daran, dass Frauen generell mehr Fett einlagern als Männer: Ihr Körperfettanteil beträgt im Normalfall 20 bis 25 Prozent, der von Männern hingegen nur 10 bis 15 Prozent.

Dagegen kann man protestieren, nützt aber nichts. Und bei

wem sollten wir Frauen uns auch beschweren? Männer hingegen dürfen sich bedanken, sie sind mit etwas weniger Fett gesegnet. Als kleine Wiedergutmachung sollten sie vielleicht aufhören, vermeintlich witzige Bemerkungen über die Problemzonen ihrer Partnerinnen zu machen.

Dieser Unterschied beim Fettanteil ist also genereller Natur, die Fettverteilung im Körper eines Menschen hingegen hat mehrere Ursachen. Denn diese geschlechtsspezifischen Faktoren haben wiederum Einfluss auf Mechanismen im menschlichen Körper, die dafür verantwortlich sind, an welchen Stellen sich Fett vornehmlich ablagert – und zu welchen Typ es uns formt.

1. Rezeptoren

In den Fettzellen wird mit Hilfe des Hormons Adrenalin und zwei Arten von sogenannten Rezeptoren Fett aufgelöst oder eingelagert. Die eine Art (Alpha-Rezeptor) bewirkt die Fetteinlagerung, die andere Art (Beta-Rezeptor) die Fettauflösung. Und hier ist es wie so oft im richtigen Leben: Die Mehrheit siegt. Bei Frauen sind im Bereich von Oberschenkeln, Po und Hüfte nämlich auf den Fettzellen mehr Alpha-Rezeptoren versammelt als bei Männern, weshalb es zur Verteilung des Birnentyps kommt. Die fettauflösenden Beta-Rezeptoren sind in der Minderheit und können sich nicht durchsetzen. Daher rühren dann die hartnäckigen Fettpölsterchen um den Po herum. Und selbst mit Sport und Diäten erreicht man oft keine schnell sichtbare Fettreduktion. Hier hilft nur Ausdauer und vor allem Geduld. Seien Sie nachsichtig mit sich und Ihrem Fett, wir können diese biochemischen Prozesse nicht einfach von heute auf morgen aushebeln. Das sollten auch langjährig übergewichtige und inaktive Frauen vom Apfeltyp berücksichtigen, die ein Fettgewebe mit überwiegender Anzahl an Alpha-Rezeptoren im Bauchraum aufweisen. Genau aus diesem Grund haben auch sie erst einmal kaum oder keinen sichtbaren Erfolg beim Abnehmen, wenn sie wieder mit dem Sport beginnen.

Wenn wir also »Problemzonen« meinen, müssten wir eigentlich von einer höheren Alpha-Rezeptoren-Dichte sprechen. Und Rezeptoren sind clevere Mitbewohner, die wissen immer genau, wo sie sich bei uns am besten einnisten. Aber manchmal machen sie auch Fehler. Wenn sich eine zu hohe Anzahl an Östrogenrezeptoren zum Beispiel bei Männern im Brustbereich ansammelt, entsteht die sogenannte »Männerbrust«. In den allermeisten Fällen handelt es sich dabei um eine »Scheinbrust«. Die Lipomastie. Hier helfen Sport und Diät natürlich nur bedingt. Oft sind es junge und sportliche Männer, die mit diesem Problem zum Arzt gehen, weil es sie auch psychisch belastet. Hier hilft in der Regel nur eine Fettabsaugung. (Die in den meisten Fällen übrigens auch von den gesetzlichen Krankenkassen übernommen wird.) Es handelt sich somit um falsch gepolte Rezeptoren, die keinen Fettabbau zulassen. Man könnte salopp sagen: Dumm gelaufen. Es gibt eben auch nicht ganz so schlaue Rezeptoren.

Übergewichtige Männer, die auch im Brustbereich Fett angesammelt haben, sollten nun aber nicht zum Arzt rennen. Hier waren wieder Alpha-Rezeptoren am Werk, und diese Fettpolster bekommt man durch eine gesunde Ernährung und Sport durchaus alleine weg.

Unsere Rezeptorverteilung ist genetisch festgelegt. Sie ist nicht nur geschlechtsspezifisch, sondern auch individuell. Mutter, Großmutter, Urgroßmutter, Vater, Großvater und Urgroßvater bestimmen unsere Fettverteilung, indem sie uns eine bestimmte Rezeptorverteilung vererben. Aber der Rezeptorstatus verändert sich im Laufe der Zeit. Bei Kindern sind vermehrt Beta-Rezeptoren zu finden. Daher werden Kinder nur sehr selten dick; und bei den Exemplaren, die bereits in jungen Jahren sehr auseinandergegangen sind, muss sofort Alarm geschlagen werden. Denn hier ist dann etwas gravierend in der Familienernährung falsch gelaufen. Mit zunehmend sitzender Tätigkeit (Schule) und abnehmender Bewegung (Beruf) ändert sich die Rezeptorverteilung automatisch. Im Erwachsenenalter überwiegen dann die Alpha-Rezeptoren.

Wäre es nicht wunderbar, wenn wir die Rezeptorverteilung einfach verändern könnten, indem man zum Beispiel die Anzahl der Beta-Rezeptoren steigert? Ja, ein Traum, den vermutlich viele haben. Leider wurde dafür die richtige Pille noch nicht erfunden. Gäbe es sie, wären Fitnessstudios ausgestorben und Jogger, die uns im Park begegnen, eine Seltenheit. Auch ein Vorratsschrank zu Hause voller Beta-Rezeptoren in Tüten wäre nicht schlecht. Leider aber alles nur ein Traum. Wir können in unserem genetischen Code ja nicht einfach herumpfuschen. Jetzt aber die gute Nachricht: Trotzdem sind wir der Verteilung von Rezeptoren nicht machtlos ausgeliefert. Ein erhöhtes Pensum an körperlicher Aktivität führt zu einer Steigerung der Beta-Rezeptoren. Allerdings sprechen wir hier von einem Zeitraum von neun bis zwölf Monaten.

Fängt ein gänzlich unsportlicher Mensch hochmotiviert mit seinem Sportprogramm an, kann er in den ersten zwei bis drei Monaten noch keinen Gewichtsverlust feststellen, weshalb er oft frustriert und demotiviert wieder abbricht. Zu Beginn verhindert der Körper, dass er etwas hergibt, und bewirkt sogar, dass die vorhandenen Beta-Rezeptoren gehemmt werden. Also doppelt doof. Dabei meint er es nur gut mit uns. Unser Organismus hat gelernt, uns zu beschützen. Wenn man uns etwas wegnehmen möchte, passt er auf. Aber hält man sein Sportprogramm mit eisernem Willen durch, so gewinnt man den Rezeptorenkampf und wird schließlich mit einem Anstieg der Beta-Rezeptoren belohnt. Die öffnen sich nun bereitwillig und arbeiten kontinuierlich an der Fettverbrennung mit. Durchhalten lohnt sich also auch hier.

Verlassen wir nun die Welt der Rezeptoren, denn das sind nicht die Einzigen, die bei unserer Fettverteilung das Sagen haben.

2. Enzyme

Enzyme sind Stoffe, die biochemische Reaktionen anheizen können, sie steuern unseren Stoffwechsel. Jenes Enzym, das bei unserer Fettverteilung ein entscheidendes Wörtchen mitzureden hat, trägt den schönen Namen Lipoproteinlipase (LPL). (Lassen Sie sich dieses tolle Wort ruhig ein paar Mal über Ihre Lippen gleiten. Sie werden es lieben. Und von nun an nie mehr vergessen. Es wird uns auf den folgenden Seiten noch sehr oft begegnen.)

Die Lipoproteinlipase setzt Fettsäuren frei, die in das Fettgewebe eingebaut werden. Es liefert sie an und sorgt dafür, dass die Fettzelle sie aufnimmt. Männer haben mehr LPL-Enzyme im Bauch und an den Flanken (seitliche Bauchregion, auch liebevoll *love handles* genannt). Frauen vom Birnentyp beherbergen im Hüft- und Oberschenkelbereich oft mehr von diesen Enzymen als in der Bauchregion und setzen deshalb an Hüfte und Oberschenkeln auch mehr Fett an. Da können wir Frauen uns also noch einmal bei der Natur bedanken: Alpha-Rezeptoren und Lipoproteinlipasen machen es sich bei uns in Po und Hüfte gemütlich und haben dort das Regiment übernommen.

Erste Erkenntnis:

Wir alle haben Fett. Der Satz »Schau mal, die Frau da in dem gelben Bikini hat keinen Gramm Fett am Körper« ist Unsinn. Natürlich hat sie Fett. Innen wie außen. Und das ist auch gut so. Ohne Fett könnten wir nicht leben. Jedoch ist Fett individuell verteilt, warum es manchmal unschön auffällt. Und der Verteilungscode dafür wird uns in die Wiege gelegt.

Zweite Erkenntnis:
Alpha- und Beta-Rezeptoren lagern Fett ein oder lösen es auf. Das Enzym LPL sorgt für Fettsäurelieferung. Welches Zuhause sie sich in unserem Körper suchen und in welcher Menge sie vorhanden sind, ist sowohl genetisch bedingt als auch geschlechtsspezifisch. Da kann man erst mal nichts machen. Es sei denn, wir halten uns an unser kontinuierliches Bewegungsprogramm und steigern dadurch langfristig unsere Anzahl an Beta-Rezeptoren.

Mit diesen Erkenntnissen sehen wir die mollige Tante und den dünnen Onkel wahrscheinlich schon mit anderen Augen. Und uns hoffentlich auch.
Betrachten wir die Fett-Typen aber noch ein wenig genauer.
Dazu wandert unser Blick nun von der Oberfläche ins Innere.

Achtung Apfel! Oder: Besser Birne?

1.   Der Apfel-Typ (android, der männlichen Gestalt ähnelnd) nimmt vorzugsweise am Bauch zu. Bei den weichen Speckrollen handelt es sich um subkutanes Fett, also Unterhautfettgewebe, das sich leicht zusammenkneifen lässt und man auch ziemlich problemlos wieder abtrainieren kann. Fühlt sich der Bauch eher wie eine pralle Trommel an (Bierbauch), handelt es sich aber um innerliches, sogenanntes viszerales Fett, das in der Bauchhöhle eingelagert ist, und die inneren Organe umhüllt. Es dient unter anderem als Schutz und Energiereserve, stellt aber auch ein höheres Risiko für Herz-Kreislauf-Erkrankungen dar.
Apfeltypen haben also an Brust und Bauch mehr fettein-

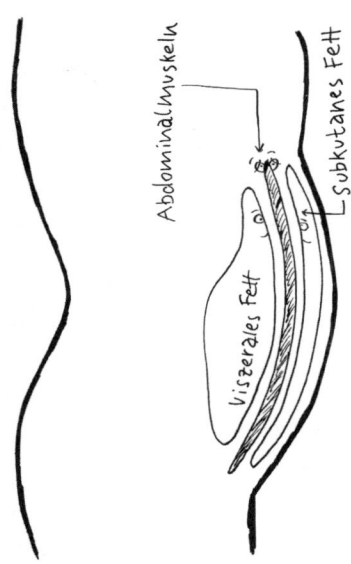

lagernde Alpha- als fettauflösende Beta-Rezeptoren. Mit gesunder Ernährung und ausreichend Bewegung kann der Apfelmann seinem Bauchfett jedoch zu Leibe rücken. Das liegt an der hohen Stoffwechselaktivität.

Doch ganz gleich, ob Mann oder Frau: Bei diesem Typ ergibt sich statistisch gesehen ein erhöhtes Risiko für Herz-Kreislauf-Erkrankungen.

2.   Die Birne ist der gynoide (der weiblichen Gestalt ähnelnde) Verteilungstyp. Das liegt daran, dass Frauen seit ewigen Zeiten schon Fettreserven an Hüfte, Po und Oberschenkeln speichern. Und zwar als Energiedepot für eine mögliche Schwangerschaft. Die Evolution will, dass wir weiter bestehen bleiben, deshalb hat die Natur ein Vorratslager angelegt. Die Fortpflanzung

des menschlichen Geschlechts soll sichergestellt werden. Das ist das ganze Geheimnis der sogenannten Problemzonen! Deshalb docken hier die Alpha-Rezeptoren an. Insofern geschieht das also in bester Absicht.

Es sind unsere absoluten »Super-Prepper« für unsere Arterhaltung. Auch die Lipoproteinlipasen tummeln sich in dieser Region vermehrt. Das hat man ihnen vor Millionen von Jahren mal eingetrichtert. Bei der »Birnenfrau« wurde die perfekte Überlebensgarantie mitgeliefert. Leider brauchen wir diese Reserven in unseren Breitengraden heute nicht mehr. Es sind keine Hungersnöte zu befürchten, und auch in der Schwangerschaft müssen wir auf diese Fettvorräte nicht zurückgreifen. Diese Rezeptorverteilung und die vermehrten Enzyme sind heutzutage nicht mehr nötig. Es gibt sie aber immer noch. Eigentlich nett gemeint. Nun wissen Sie, warum die Birnenfrau es so schwer hat, an diesen »Problemzonen« abzunehmen. Frauen sind naturgemäß so »programmiert«. Es ist kein Problem, sondern ein Geschenk der Natur. Manch einer möchte sagen, dass diese Programmierung doch etwas überholt ist, aber dafür gibt es eine andere gute Nachricht: Bei diesem Fett-Typ ist das Risiko für koronare Herzkrankheiten geringer. Denn das gespeicherte Fett ist nicht ständig im Austausch mit dem Blutkreislauf.

3.   An dieser Stelle fragen Sie sich vielleicht: Was ist denn mit der Sanduhrfrau? Braucht die keine Fettreserven für ihr Ungeborenes?

Die Antwort lautet: Doch. Und die hat sie auch, allerdings in einer optimalen Art und Weise, so dass sich auch optisch eine perfekte Balance ergibt. Bei ihr richten die vermehrten Enzyme also erst mal keinen »sichtbaren Schaden« an.

Bei der superschlanken Sanduhrfrau könnte es tatsächlich passieren, dass sie in den ersten Schwangerschaftsmonaten Gewicht verliert, weil der Organismus die Fettreserven im Hüftbereich angreift. Klar aber ist, auch sie hat in dieser Region mehr Alpha-Rezeptoren, und daher muss die glückliche Sanduhrfrau aufpassen: Bei einer dauerhaft zu hohen Kalorienzufuhr setzt sich auch bei ihr das Fett an Hüfte und Schenkeln ab. Tschüs Traumfigur, hallo Sanduhr mit Übergewicht.

Bei den beiden nächsten Typen, die ich nun vorstellen möchte, hat sich im Gegensatz zu Apfel, Birne und Sanduhr das Fett krankheitsbedingt »falsch« verteilt.

4.   Beim Stiernacken (auch Büffelnacken) haben wir es oft mit einer hormonellen Störung zu tun. Die Ursache für die unnormale Fettansammlung liegt dann in den Nebennieren. Dort werden zu große Mengen Glukokortikoide gebildet, was zu einem erhöhten Cortisol-Spiegel führen kann. Der ist allerdings gut therapierbar. Der Stiernacken ist bei Frauen seltener und daher extrem auffällig. Hier ist generell der Besuch bei einem Endokrinologen dringend zu empfehlen. (Die Endokrinologie ist ein Teilgebiet der Inneren Medizin, das sich mit Hormonen und dem Hormonsystem beschäftigt.)

5.   Wie Sie bereits aus meiner persönlichen Geschichte erfahren haben, ist das Säulenbein klassisch bei einem Lipödem. Hierbei handelt es sich um eine krankhafte Verteilung des Fettgewebes in den Beinen, es ist allerdings auch an den Armen möglich. Die Beschwerden beginnen meist mit der Pubertät. Die Beine schmerzen, sind extrem druckempfindlich, und die Betroffenen neigen zu blauen Flecken schon nach harmlosen Verletzungen (Bagatelltraumen), bei denen normalerweise keine Gewebeschäden auftreten würden. Hier sollte man tatsächlich unbedingt einen Arzt aufsuchen, zum Beispiel einen Phlebolo-

gen (Facharzt für Gefäßerkrankungen), damit dieser eine Venenerkrankung ausschließen kann.

Bei einem Lipödem ist eine Liposuktion (Fettabsaugung) oft erforderlich. Und wie wir nun wissen – und ich am eigenen Leib erfahren habe: da helfen keine Diät, kein Beinmuskeltraining, keine Wunderpillen.

Dritte Erkenntnis:
Die Identifizierung des persönlichen Fett-Typus ist ein wichtiger Hinweis für die Gesundheit. Auch und gerade wenn man abnehmen möchte, denn wir können die Anlagen und biochemischen Prozesse in unserem Körper nicht einfach außer Acht lassen. Die Logik dahinter ist bezwingend einfach: Unser Organismus macht das, was er schon seit Urzeiten machen soll. Das ist erst mal gut und richtig. Folglich ist es auch völlig logisch, dass ein paar Stunden im Fitnessstudio oder drei Joggingrunden im Park nicht zu Erfolg führen können. Unser Fett ist ja nicht doof. Es macht einfach nur seinen Job, seit Jahrtausenden von Jahren. Und das durchaus mit Sinn und Verstand.

Es ist insofern wichtig zu verstehen, dass sich Fett nicht willkürlich nach Lust und Laune irgendwo in unserem Körper absetzt. Die Verteilung ist vorprogrammiert, und das sollten wir akzeptieren. Alles andere wäre ein Kampf, den wir nur verlieren können. Denn die Natur hat sich etwas dabei gedacht, ob uns das nun passt oder nicht.

Daher ist auch das »Sich mit anderen vergleichen« müßig. Ich kann mich darüber ärgern, dass die Freundin lange, schlanke Beine hat oder der Kollege in jeder Mittagspause einen Döner oder Currywurst mit Pommes verdrückt, ohne viszerales Bauchfett anzusetzen. Aber das macht nur schlechte Laune. Bleiben wir lieber bei uns.

Stellen wir uns also noch mal vor den Spiegel – mit diesem neuen Blick. Schauen Sie mal, wo und wie sich Ihr Fett verteilt. Nun wissen Sie ja, warum das so ist. Wo sitzen Ihre Alpha-Rezeptoren, wo haben sich die Lipoproteinlipasen eingenistet? All das können wir weder beeinflussen noch steuern. Die einzige Möglichkeit, in diese Fettverteilung einzugreifen, ist eine gesunde Ernährung, ausreichend Bewegung – und die richtige Einstellung. (Doch dazu kommen wir später.)

Was wir uns in diesem Zusammenhang noch bewusst machen sollten, ist hingegen, dass unser Fett am längsten an den Hüften und am Po durchhält. Besonders sensibel ist demgegenüber das Viszeralfett in der Bauchregion. (Wir erinnern uns: Da sitzen mehr Alpha- Rezeptoren, die fürs Einlagern zuständig sind.)

In den Phasen des Überflusses werden also zuerst die Depots an den Hüften gefüllt, dann kommt die obere Speckschicht und anschließend geht es ans Viszeralfettgewebe und die Leber. In umgekehrter Reihenfolge werden die Speicher wieder entleert (von hinten nach vorne).

Somit ist klar: Zu einem Typ gehört eine ganz bestimmte Fettverteilung. Oder umgekehrt: Unser persönliches Fett macht uns zu einem Typ. Sie und Ihr Fett gehören zusammen. Man kann es nicht so einfach irgendwie »loswerden«. Wie einen lästigen Partner (oder eine Partnerin), den/die man nach ein paar Monaten oder Jahren nicht mehr sehen kann. Ja, dumm gelaufen. Man fängt vielleicht an, sein Fett zu hassen, aber es haut einfach nicht ab. Bleibt da sitzen, wo es sitzt. Mist! Und egal was man tut, es verschwindet nicht oder kommt immer wieder. Der blanke Horror! Aber, vielleicht hat der Einblick in die Welt der Fetttypen, Rezeptoren und Enzyme bei Ihnen ja doch schon ein wenig dazu beigetragen, dass Sie Ihr Fett ein wenig wohlwollender betrachten.

Unser Fett ist weder böse noch untätig, es arbeitet wie alle anderen Organe auch. Und es wird be-arbeitet. Von Rezeptoren, Enzymen und Hormonen. Es liegt nicht einfach nur faul in uns rum und tut nichts. Jede einzelne Fettzelle ist permanent im Einsatz. Und wenn die von einer Horde Alpha-Rezeptoren überfallen wird, kann sie sich nicht dagegen wehren. Von der LPL-Belagerung mal ganz zu schweigen. Deshalb wollen wir dieser Fettzelle nun mal unsere ungeteilte Aufmerksamkeit schenken. Denn: Die Zelle ist die Quelle.

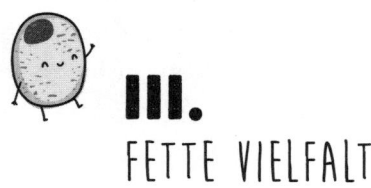

III.
FETTE VIELFALT

Memory Effekt – Fettzellen haben ein Gedächtnis

Was passiert eigentlich genau, wenn man zunimmt? Man bekommt augenscheinlich mehr Fett. Aber tatsächlich vermehrt sich hier gar nichts. Meistens auf jeden Fall. Wenn wir unser Fett kennenlernen und verstehen wollen, müssen wir uns mit der Fettzelle beschäftigen. Denn die ist »schuld«, wenn es mit dem Abnehmen nicht klappt. Doch dafür kann sie im Prinzip nichts. Das liegt einfach an ihrem guten Gedächtnis. Man spricht von Memory Effekt.

Das Fettgewebe besteht aus Fettzellen, die die Aufgabe haben, Fett und Wasser zu speichern. Doch damit nicht genug. Fettzellen sind echte Multitalente. Es ist faszinierend, wie plastisch unser Fett ist. Fett kann sich in Größe und Anzahl verändern. Das liegt an unseren Fettzellen, die wachsen, sich verkleinern und teilen, absterben und wieder neu entstehen können.

Wir sind genetisch so programmiert, dass wir eine bestimmte Anzahl an Fettzellen haben. Mit dieser Programmierung kommen wir zur Welt. In den folgenden Jahren teilen sich die Fettzellen, in der Regel bis zum 22. Lebensjahr. Von da an bleiben sie konstant in ihrer Anzahl.

(Eigentlich. Und nun die schlechte Nachricht: Fettzellen am Po können sich unter Umständen aber auch noch nach dem 22. Lebensjahr teilen, wenn sie ein Überangebot an Zucker erhalten. Unschön, aber auch in der Biochemie kann man sich eben leider auf nichts verlassen.)

Jeder normal gewichtige erwachsene Mensch beherbergt im Durchschnitt 40 Milliarden hungrige Mäuler, die jeden Fetttropfen, den sie bekommen auch gerne behalten möchten. So ticken die. Ihr Job ist die Speicherung für Notfälle, das steht quasi in ihrer Stellenbeschreibung.

Somit vermehren sie sich zwar irgendwann nicht mehr, aber sie verändern ihren Umfang, je nachdem, ob man zu- oder abnimmt. Im letzteren Fall kann so eine Fettzelle auf das 200-Fache anwachsen. Das 200-Fache, das muss man sich mal vorstellen. Das ist vergleichbar damit, dass die durchschnittliche deutsche Frau mit ca. 1,60 Metern Körpergröße auf die Höhe des Commerzbank Towers in Frankfurt anwachsen würde.

Unsere Fettzellen sind aber nicht nur Wachstumskünstler, sie haben auch ein hervorragendes Gedächtnis. Waren sie einmal prall und fett, möchten sie immer wieder in diesen Zustand zurückkehren. Damit können sie uns das Leben schwer machen. Fettzellen nehmen alles, was sie kriegen können, und geben es nur ungern wieder her. Eigentlich dem Menschen sehr ähnlich. Verlust fühlt sich immer ungut an.

Die durchschnittliche Lebensdauer einer menschlichen Fettzelle beträgt allerdings nur achteinhalb Jahre. Leider erwacht für jede abgestorbene Fettzelle wieder eine neue. Wir fangen zwar quasi wieder bei null an, aber die fleißige Fettzelle füllt sich auch schnell wieder.

In der Kindheit und Pubertät, wenn sich die Fettzellen noch

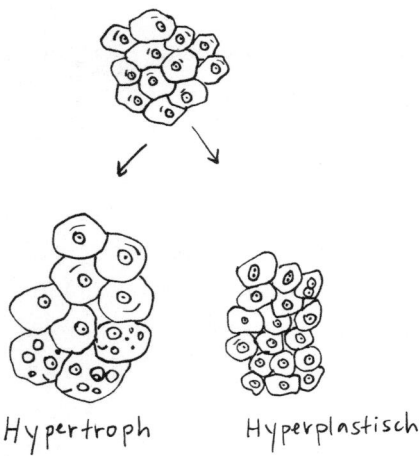

Hypertroph   Hyperplastisch

teilen, könnte eine zu üppige Ernährung also dazu führen, dass die Gesamtzahl der Fettzellen zunimmt. Bis auf 120 Milliarden kann die Anzahl an Fettzellen im Laufe der Jahre anwachsen. Und dann haben wir es mit Fettleibigkeit zu tun. Daher ist es so wichtig, Übergewicht bei Kindern zu vermeiden. Unser Körper stellt hier die Weichen für den Rest des Lebens. Und ist die Fahrtrichtung gen viele Fettzellen eingestellt, lässt sich das kaum revidieren. Je mehr Fettzellen ein junger Mensch produziert, desto mehr hungrige Zellen existieren später, die sich aufplustern können. Logisch.

In der Kindheit fällt das allerdings manchmal gar nicht so auf. Denn da verteilen sich die überschüssigen Fettzellen meist noch gleichmäßig über den ganzen Körper. Kinder haben selten nur einen dicken Po oder Bauch.

Aber mit der Pubertät setzt dann auch die individuelle Fettverteilung ein, und der Fett-Typ wird zunehmend erkennbar. Dafür sorgen die vererbten Alpha- und Beta-Rezeptoren, sowie die Lipoproteinlipasen.

Übergewicht bei Kindern ist insofern ein trauriges Thema. Die Jungen und Mädchen können ja nichts dafür. Sie essen das, was ihnen vorgesetzt wird, und hinterfragen die Ernährungsmuster ihrer Bezugspersonen nicht. Warum auch? Es gibt wahrscheinlich kaum Fünfjährige, die Fischstäbchen oder Nudeln mit Ketchup empört ablehnen und einen gemischten Salat verlangen.

Durch eine zu fettige und hochkalorische Ernährung (gepaart mit Bewegungsmangel) fördert man die Entstehung zu vieler unnötiger Fettzellen und bürdet ihnen möglicherweise einen lebenslangen Ballast auf, der ihre Gesundheit gefährden kann. Doch wir wollen den Teufel nicht an die Wand malen.

Daher nun die gute Nachricht. Auch hier hat unser Organismus nämlich vorgebaut. »Lass den Jungen mal essen, der ist im Wachstum. Das wächst sich schon wieder aus.« Das hat Tante Emma schon immer gesagt – und wissen Sie was? Tante Emma hat recht.

Das Wachstumshormon Somatropin, das im Gehirn gebildet wird, ist essentiell wichtig für ein normales Körperwachstum, und es bewirkt, dass Fett abgebaut wird und die Bausteine als Energielieferant im Körper verwendet werden. In der Kindheit wird mehr Somatropin produziert als im Erwachsenenalter.

Somit ist es richtig, was die Tante sagt. Dank des Wachstumshormons »wächst« sich bei so manch pummeligem Kind das Übergewicht »aus«. Man sollte aber die Wirkung des Hormons nicht überschätzen. Wer weiterhin übermäßig viele Kalorien in der Pubertät zuführt, wird auch durch sein Somatropin nicht gerettet. »Der Junge wächst noch« stimmt zwar, aber nur wenn die Ernährung angepasst wird. Und leider zeigt sich hier in der westlichen Welt ein ziemlich negativer Trend. 20 bis 30 Prozent aller Kinder im Alter von 6 bis 9 Jahren in Westeuropa sind übergewichtig.

Nehmen wir ein kleines Mädchen, das genetisch eher zum Birnentyp tendiert: Wenn es in seiner Kindheit und Jugend normal und nicht zu fettig ernährt wurde und ausreichend Bewegung hatte, wird es als junge Frau keine großen Gewichtsprobleme bekommen. Es wurden nicht mehr Fettzellen als nötig produziert und ihr Umfang auch nicht so weit ausgedehnt, dass die Zellen ihr immer wieder signalisieren, dass sie in diesen prallen Zustand zurückkehren wollen. Somit wäre das System im Gleichgewicht. Es sei denn, die Frau würde aus anderen Gründen plötzlich zu fettigem Essen und Trägheit tendieren, dann würden sich die Fettzellen natürlich vergrößern und nach »Mehr« verlangen. Setzt sie Gewicht an, und es sei es nur im dreiwöchigen Urlaub, wo man weniger Sport treibt und meist auch mehr Kalorien zu sich nimmt (Spaghetti Carbonara, Tiramisu, zwei Gläschen Rosé und ab auf die Sonnenliege), dann eben auch vornehmlich an Po, Beinen und Hüften.

Hatte das kleine Mädchen aber schon als Kind eher Nutella auf dem Toastbrot und eine Bonuskarte vom Burgerladen um die Ecke, wird sie schon mit ein paar Milliarden Fettzellen mehr ins Erwachsenenleben starten. Und die wird man nicht wieder los.

Der kleine Apfel-Junge hingegen, der schon früh Salat, Gemüse und Bio-Hühnchen auf dem Teller hatte, wird wahrscheinlich auch als erwachsener Mann keinen prallen Bierbauch entwickeln und als Herz-Kreislauf-Risikopatient enden. Wäre das so, hätte es andere Gründe.

Das alles bedeutet also, dass man sich seine Fettzellen bei der Geburt zwar nicht aussuchen kann und auch als Kind wenig Einfluss darauf hat, was auf bei den Mahlzeiten auf den Tisch kommt, aber man kann im Erwachsenenalter die Plastizität des Fettgewebes nutzen, um seinem Leben eine neue Richtung zu geben.

Kollegen der Universität Yale haben herausgefunden, dass man im Durchschnitt zwei Jahre lang die gleiche Größe der Fettzellen behalten muss, um sie an den ›neuen‹ Zustand zu gewöhnen.

Somit erklärt sich auch, warum Diäten im Endeffekt nur dann wirklich funktionieren, wenn man es schafft, seinen Lebensstil nachhaltig zu verändern und damit sein Idealgewicht über mindestens zwei und bestenfalls achteinhalb Jahre zu halten. Diese Information findet man in den meisten Diät-Beschreibungen selbstverständlich nicht so ausbuchstabiert, aber es wird immerhin öfter mit den Wort »Ernährungsumstellung« geworben. Hier beginnt aber das gleiche Spiel von vorne – weg von den Crash-Diäten, das ist klar, aber wohin? Low Carb, Low Fat oder überhaupt doch besser gleich vegan? Ist es am Ende das Gluten, oder sind es die tierischen Eiweiße, die uns dick machen? Da gibt es kein Richtig oder Falsch. Gut oder schlecht. Hier muss man individuelle und kulturelle Unterschiede beachten – und jeder darf für sich selbst die ideale Lösung finden.

Mal ganz praktisch ...

Wer kennt das nicht? Man probiert die hundertste Brigitte-Diät aus, testet den aktuellsten Ratgeber oder eine neue smarte App. Am Ende steht man verzweifelt vor dem Spiegel oder nach zwei Wochen auf der Waage, und nichts hat sich getan. Das Problem an Diäten ist, dass sie meistens funktionieren. Erst mal. Das bedeutet, man nimmt sehr schnell Gewicht ab. In den ersten drei Tagen ist es aber weniger das Fett, das man verliert, sondern die Glykogenspeicher, die in der Leber abgebaut werden. Glykogen ist, vereinfacht gesagt, ein komplexes Zuckermolekül, das wir mittelfristig für schlechte Zeiten speichern. Die Energie aus dem Glykogen ist für uns jedoch besser zugänglich als die Energie aus dem Fettgewebe. Und somit schneller abbaubar. Das bedeutet, dass wir erst einmal die Glykogenspeicher leeren, bevor es ans Eingemachte geht. Doch was passiert als Nächstes? Einmal im Kaloriendefizit angekommen, saugen wir unsere Fettzellen leer.

Die Fettzelle mag das erst mal gar nicht gut leiden. Die findet die Kohlsuppen-Diät nämlich genauso schrecklich wie wir. Da sie aber nun einmal so programmiert ist, muss die Fettzelle sich verkleinern. Wenn wir viele Tage nur Kohlsuppe zu uns nehmen, müssen sich folgerichtig viele Fettzellen gleichzeitig verkleinern. Dadurch verlieren wir Gewicht. Die Waage läuft rückwärts, wir freuen uns. Die Lieblingsjeans passt wieder, und wir erhalten Komplimente.

Irgendwann kann man aber die Kohlsuppe nicht mehr sehen, und auch der Stress im Büro hört nicht auf. Eine Tafel Schokolade muss her. Besser noch zwei. Oder eben ein Teller frische Pasta. Nervennahrung. Und eine kleine Belohnung für die Zeit der Entbehrung unter dem Kohlsuppenregiment. Und genau auf diesen Moment haben unsere Fettzellen nur gewartet. Jetzt wird frische Energie nachgeliefert in Form von Kohlenhydraten, Fetten, Proteinen – woraus eine mitteleuropäische Mischkost eben besteht. Und plötzlich füllen sich die Fettzellen zu ihrer ursprünglichen Größe. Ehe man sich versieht, bringt man wieder das gleiche Gewicht auf die Waage. Willkommen in der Welt des Memory-Effekts der Fettzellen.

Die Fettzelle ist also gleichzeitig die Quelle des Übels und Lösung des Problems. Wenn wir verstehen, wie sie tickt, können wir sie auch überlisten.

Im Alter darf's ein bisschen mehr sein

Wahrscheinlich werden jetzt einige sagen: Meine Fettzellen lassen sich nicht überlisten. Die bleiben einfach so, wie sie sind, oder vergrößern sich gar, egal wie wenig ich esse. Das kann gut sein.

Tatsächlich verfetten wir mit den Jahren. (Hört sich furchtbar an, ist es aber nicht.) Ab dem 30. Lebensjahr verlieren wir durchschnittlich ein Prozent pro Jahr an Muskelmasse und wandeln sie in Fett um. Und dann bemerken wir frustriert, dass jedes Stück Schokolade sofort »auf den Hüften sitzt«. Wir haben immer weniger Muskelmasse, die diese Schokolade verbrennen kann. Stattdessen ist mehr Fett da, und jede einzelne Fettzelle jubelt über die aus der Schokolade gewonnenen Kalorien. Wir sollten aber aufhören, darüber zu jammern, dass wir mit fortschreitendem Alter nicht mehr so einfach an Masse verlieren, denn es ist wissenschaftlich bewiesen, dass Menschen mit einem höheren BMI (Body-Mass-Index) durchschnittlich eine höhere Lebenserwartung haben – im Gegensatz zu klapperdürren Menschen. Wer kennt sie nicht, die »Salatfetischisten«, die noch nicht einmal den Tomaten ein paar Tropfen Olivenöl gönnen und das Stück Geburtstagskuchen von Tante Emma dankend ablehnen? Am Ende verzichten sie nicht nur auf viel Lebensfreude, sie schaden auch sich selbst. Gerade für Krankheiten im Alter empfehlen sich ein paar Reserven ...

Halten wir fest: In Kindheit und Jugend sollten sich die Fettzellen nicht überdurchschnittlich vermehren und aufplustern. Später dürfen sie dann ruhig auch mal etwas praller sein.

Weiß, braun und beige – Fett ist nicht gleich Fett

Die Fettzelle verfügt also über eine hervorragende Merkfähigkeit, sie ist außerdem flexibel und natürlich als Speicher äußerst nützlich. Nun gehen wir einen Schritt weiter und machen das, was wir am wenigsten mögen. Wir schauen uns unser Fett noch genauer an. Sie werden begeistert sein! Unser Fettgewebe ist nicht einfach nur eine wabbelige Fettzellenmasse. Wussten Sie, dass es unterschiedliche Farben von Fett gibt? Das braune, das weiße und das beige Fett?

Das weiße Fettgewebe nimmt den größten Raum in unserem Körper ein, im Durchschnitt 15 bis 25 Prozent bei Normalgewichtigen. Es ist unser Speicher- oder Depotfett, das dafür sorgt, dass wir im Notfall circa 40 Tage ohne Nahrungszufuhr auskommen können.

Braunes Fettgewebe dient der Wärmeerzeugung (Thermogenese) und Stabilisierung der Körperkerntemperatur. Die Kalorienverbrennung läuft quasi automatisch ab. Säugetiere, die Winterschlaf halten, brauchen enorm viel braunes Fettgewebe, damit sie in kalter Umgebung überleben können.

Das beige Fettgewebe wurde erst vor knapp zehn Jahren entdeckt. Hierbei handelt es sich um eine Untergruppe von Fettzellen, die diffus im weißen Fettgewebe liegen und besonders reich an Mitochondrien sind. Das sind viele kleine Kraftwerke, die dazu in der Lage sind, Kalorien zu verbrennen.

Die verschiedenen Fette haben unterschiedliche Aufgaben und Fähigkeiten. Besonders interessant ist die Tatsache, dass Fett

Es gibt 3 Arten von Fettgeweben ...

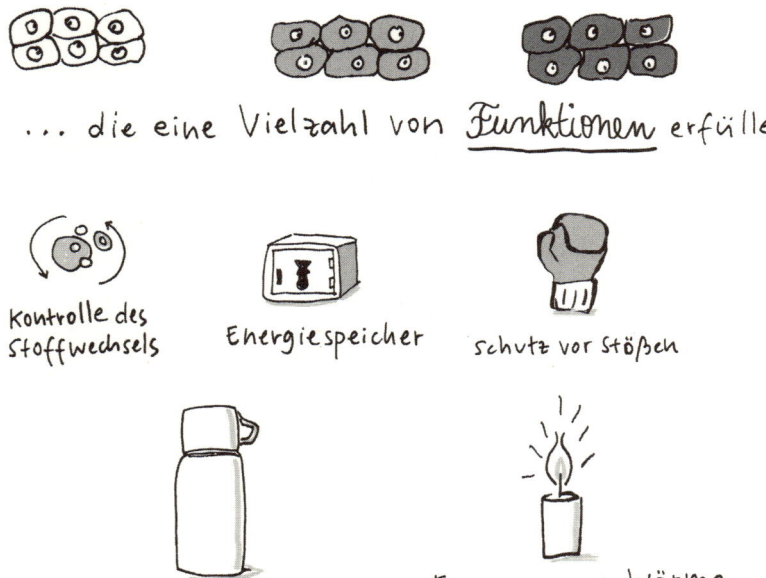

... die eine Vielzahl von Funktionen erfüllen

Kontrolle des Stoffwechsels

Energiespeicher

Schutz vor Stößen

Wärmeisolation

Erzeugung von Wärme

auch seine Farbe und somit seine Funktion verändern kann. Einmal braun immer braun? Und was weiß ist, muss auch ewig weiß bleiben? Nein, mitnichten.

Zu Beginn unseres Lebens haben wir deutlich mehr (wärmendes) braunes Fett in unserem Körper, das wir als kleine nackte Menschen auch dringender brauchen. Das hat die Natur so eingerichtet. Vielleicht ist Ihnen schon mal aufgefallen, dass Kinder fast nie frieren? Selbst an Herbsttagen rennen sie am liebsten im T-Shirt und barfuß durch die Gegend, und Bettdecken werden grundsätzlich weggestrampelt.

Später bildet sich dieses »gute« braune Fett leider immer mehr zurück beziehungsweise wandelt sich um in das weiße Speicherfett. Das Verhältnis verschiebt sich, und wir verlieren zunehmend die fettauflösenden Beta-Rezeptoren, die vornehmlich am braunen Fettgewebe zu finden sind. (Die fetteinlagernden Alpha-Rezeptoren sind nun in der Mehrheit.) Bis zum Erwachsenenalter wird die braune Fettmasse physiologisch abgebaut, und sie verliert an Aktivität. Ein neuer Prozess kommt hinzu, der unsere Wärmeproduktion quasi ablöst oder unterstützt: Bei Kälte beginnen unsere Muskeln zu zittern.

Außerdem brauchen wir einfach nicht mehr so viel braunes Fettgewebe zur Thermogenese, wir haben ja Pullover, dicke Socken und Daunenjacken. Dass Omi also immer ihr Wollmützchen dabei hat, liegt hierin begründet.

Braune Fettreste kann man bei Erwachsenen noch im Gewebsraum in der Brusthöhle, an den Nieren, unter den Achseln und um die großen Arterien finden. Warum sie ausgerechnet dort sitzen, hängt vermutlich damit zusammen, dass es sich beim braunen Fett eben nicht um Depotfett handelt. Unter den Armen müssen wir nichts speichern, daher nimmt man dort auch selten zu.

Schauen wir uns als Nächstes das beige Fett an. Lange haben sich diese kleinen Verbrennungsmotoren gut im weißen Fettgewebe versteckt, aber jetzt wissen wir, dass es sie gibt.

Es wird vermutet, dass bestimmte Einflüsse von außen (Kälte, Hormone) die beigen Fettzellen dazu motivieren, aus ihrem Dornröschenschlaf zu erwachen und sich an der Fettverbrennung und Energieumwandlung zu beteiligen. Die Fettforschung hat daher an ihnen ein besonders großes Interesse. Ziel ist es, diese versteckten beigen Fettzellen aus ihrem gemütlichen weißen Fett-Bett zu locken, damit sie uns bei der Fettverbrennung helfen. Dies geschieht vor allem durch Kälte und Körperaktivität. Es gibt in diversen Schönheitssalons oder Fitnessstudios daher sogenannte Kältekammern (Ganzkörper-Kryotherapie), in denen man versucht, die beigen Fettzellen durch künstlich erzeugte Kälte zu aktivieren. Wenn wir also jeden Morgen kalt duschen, werden auch die beigen Fettzellen putzmunter und fangen an zu arbeiten. Schenken wir ihnen keine Beachtung (weil wir Sportmuffel oder Warmduscher sind), können sie sich auch in weiße Fettzellen verwandeln. Und die sind, wie wir wissen, sehr gefräßig.

Das braune und beige Fett hat augenscheinlich ein ganz gutes Image. Im Gegensatz zum weißen.

Das weiße Fett ist nämlich unser Speicherfett, es hortet hauptsächlich Energie aus den Nahrungsfetten. Ähnlich wie ein Getreidespeicher bunkert es alles, was es kriegen kann. Leider auch an den falschen Stellen, und damit sind nicht nur die Hüften oder der Bauch gemeint, sondern auch die inneren Organe, die Herzkranzgefäße und die großen Gefäße aller Art.

Fett ist somit nicht gleich Fett. Vor allem ist es aber nicht »böse« oder »schlecht«, sondern vielmehr die Lösung für unsere Gewichtsprobleme. Doch dazu muss es uns gelingen, das beige Fett zu aktivieren und wieder mehr braunes Fett »herzustellen«. Man kann also mit dem eigenen Fett eine ganze Menge machen. Auch abnehmen.

Fette Verwandlungskünstler

Die gute Nachricht gleich vorweg: Das energiespeichernde »weiße« Fett besitzt die Fähigkeit, sich in energieverbrennendes »braunes« Fett umzuwandeln. Wir verlieren mit zunehmendem Alter zwar immer mehr braune Fettanteile. Wir können es aber wieder zurückgewinnen, in dem wir das weiße »bräunen«. Diese bahnbrechende Erkenntnis verdanken wir Forschern der Yale School of Medicine. Sie entdeckten 2014 einen molekularen Prozess im Gehirn von Mäusen, der erwiesenermaßen weißes Fett in braunes Fett umwandelt.

Dieser Prozess beeinflusst, wie viel Energie wir verbrennen und wie viel Gewicht wir verlieren können. Die Ergebnisse der Studie wurden in der Zeitschrift *Cell* publiziert und lieferten die Nachweise dafür, dass Fettleibigkeit (leider eine zunehmende globale Epidemie) heilbar ist. Überschüssiges Fettgewebe ist ein Hauptrisikofaktor für Typ-2-Diabetes, Herz-Kreislauf-Erkrankungen, Bluthochdruck, neurologische Störungen und Krebs. Je mehr braunes Fett Sie haben, desto mehr Gewicht können Sie also verlieren und die Risikofaktoren somit vermindern. Das ganz verknappt gesagt.

Nur wie funktioniert dieses sogenannte »Browning«? Dafür ist das in den Muskeln produzierte Hormon Irisin verantwortlich. Durch eine muskuläre Belastung (zum Beispiel beim Krafttraining) wird Irisin verstärkt ausgeschüttet. Bei einer Dauerbelastung macht sich aber noch ein zweiter Effekt bemerkbar: Irisin sorgt dafür, dass Fett nicht nur abgebaut, sondern in gutes, also braunes, umgewandelt wird.

Dabei aktiviert Irisin ein bestimmtes Enzym, das LSD1 (Lysinspezifische Demethylase 1). Es hemmt Gene, aus denen weißes Fettgewebe hervorgeht, und aktiviert jene, die für das braune Fett zuständig sind. Für diese Funktion sollten wir unserem Körper schon mal dankbar sein.

Nun drängt sich natürlich die Frage auf, ob Irisin also der Schlüssel zum ewigen Schlanksein ist? Tatsächlich ist diese Studie natürlich mit Vorsicht zu genießen. Wir sind ja keine Mäuse, und ob der gleiche Effekt auch beim Menschen eintritt, wissen wir (noch) nicht. Kurz nach Erscheinen der Studie begann natürlich ein Wettlauf in der Pharmaindustrie; alle wollten synthetisches Irisin nachbauen, das man dann spritzen, schlucken oder lutschen kann. Der Erfolg eines solchen synthetischen Stoffes wäre zweifelsohne bahnbrechend: Denn das globale Fett-Problem wäre ein für alle mal gelöst.

Sie können sich sicher denken, dass das leider nicht so einfach war. Wir können das phantastische Hormon Irisin in keinem noch so gut sortierten Biomarkt erwerben. Wir müssen es mittels Training selbst produzieren. Und daran scheitert es dann oft. Keine Zeit, keine Lust. Joggen ist anstrengend. Und Sit-ups machen keinen Spaß.

Wollen wir Fett abbauen, kommen wir um körperliche Betätigung aber wohl nicht umhin. Aber Joggingschuhe und Hanteln sind im Kampf gegen die weißen Fettzellen nicht die einzig möglichen Waffen. Nun drangen die Forscher nämlich noch tiefer in die Materie ein und bewiesen, dass bestimmte Neuronen (POMC) im Gehirn auch das »Browning« kontrollieren, sprich die Umwandlung von trägem weißen Fett in metabolisch hochaktives braunes Fett.

Das POMC, Proopiomelanocortin, ist ein Protein und Prohormon, das unter anderem eine Rolle bei der Hungerregulation spielt.

Die POMCs sind die Antreiber in unserem Oberstübchen, sie geben bei Sportaktivitäten, erhöhtem Energieverbrauch oder Kälte die Information an unseren Körper weiter. Das Hormon Irisin wird aktiviert, und es kommt zum Umwandlungsprozess. »Unsere Studien zeigen, dass das Bräunen von weißem Fett ein hochdynamischer physiologischer Prozess ist, den das Gehirn steuert.« (Prof. Yang, Universität Yale.)

Wenn dieser Umwandlungsprozess aber im Gehirn nicht in Gang gesetzt wird, kommt die Information somit auch bei den Fettzellen mitsamt Rezeptoren gar nicht erst an. Die Antreiber-Neuronen sind nämlich nicht die Einzigen, die Prozesse in unserem Gehirn in Gang setzen. Da gibt es auch noch gierige Gegenspieler: Die Hunger-Neuronen.

Diese Mitbewohner können das »Browning« boykottieren. Dabei spielt die Ausschüttung von Cortisol eine entscheidende Rolle. Das Stresshormon aktiviert unsere Hunger-Neuronen, und die fangen sofort an zu feuern. Die Botschaft an uns lautet: Besorg dir etwas zu essen! Sofort! Dabei gibt es Unterschiede zwischem aktuem Stress und chronischem Stress. Akuter Stress kann die Hunger-Neuronen sogar drosseln, wohingegen chronischer Stress zu einem ungesunden Essverhalten und meist erhöhtem Appetit führt. Daher ist es möglich, dass Menschen in akuten Stresssituationen oder Lebensphasen eher ab- als zunehmen. Auch bei emotionalem Stress wird der Appetit eher gedrosselt. Beide Richtungen funktionieren aber über die stresssensiblen Rezeptoren im Gehirn.

Belastungen, negative Gefühle, Lärm, Ärger und Sorgen, alles, was uns stresst, führt zu einer erhöhten Ausschüttung von Cortisol. Und das steht in direkter Verbindung zu unseren Hungerneuronen. Wenn die »losfeuern«, können wir Appetit und Hunger nur noch schwer kontrollieren. Um das »Browning« in Gang zu setzen, brauchen wir aber die Antreiber-Neuronen.

Und um die zu aktivieren, müssen wir uns eben selber antreiben.

Schauen wir uns in diesem Zusammenhang mal das Gehirn von Frau Müller an. Jeden Morgen geht sie mit ihrem Dackel strammen Schrittes eine Stunde durch den Park. Manchmal joggt sie auch. Anschließend fährt sie mit dem Fahrrad zu ihrem kleinen Blumenladen. Die Bewegungsneuronen senden ihre Signale vom Gehirn an Frau Müllers Körper – und das in den Muskeln produzierte Hormon Irisin wird ausgeschüttet und der Browning-Prozess in Gang gesetzt. Zur Belohnung gibt es ein Leckerchen für den Hund (Fleischwurst) und eins für Frau Müller (Bircher Müsli). Da hält sich die Cortisol-Ausschüttung schwer in Grenzen, und die Hungerneuronen halten die Klappe. Bingo!

Frau Schmidt hingegen macht sich nach dem Aufstehen in aller Eile einen Kaffee, schwarz. Sie checkt ihre E-Mails und versucht hastig, die angekündigten Terminverschiebungen mit den familiären Verpflichtungen zu vereinbaren. Sie regt sich über ihren Chef auf und quält sich dann mit dem Auto durch die morgendliche Rushhour ins Büro. Und das geht jeden Tag aufs Neue so. In Frau Schmidts Gehirn findet ein wahres Cortisol-Feuerwerk statt, und spätestens um elf Uhr feuern die Hungerneuronen wie blöde und verlangen nach Nahrung. Und wie immer stehen in der Besprechung pfundweise Kekse und Schokoriegel rum. Das ist das Signal für die Alpha-Rezeptoren, die an Frau Schmidts Fettzellen hängen. Bei ihnen kommt nur der Befehl »Einlagern!« an – und genau das machen sie auch. Leider ganz schlecht!

Was also in unserem Gehirn passiert, hat letztendlich Einfluss auf unser Fett. Die Modulation dieser Verbindung zwischen Gehirn und Fett stellt aber eine potenzielle neuartige Strategie zur Bekämpfung von Fettleibigkeit und damit verbundenen Krankheiten dar.

Einen derart hochkomplexen wissenschaftlichen Zusammenhang auf neuronaler Ebene nachzuweisen, ist bahnbrechend in der Medizin und darf uns Hoffnung geben, dass wir unserem weißen trägen Fettgewebe nicht ausgeliefert sind. Auch mit Hilfe unserer mentalen Fähigkeiten kann die Umwandlung von weißem in braunes Fettgewebe gelingen. Und somit könnten wir auch genetische und in der Kindheit erworbene (ungünstige) Faktoren ausbalancieren.

Fett ist also nicht einfach nur lästiges Zeug, das wir mit uns rumschleppen. Es arbeitet, und wenn wir das wollen, auch für uns. Die Fettzellen und das unterschiedliche Fettgewebe in Verbindung mit unserem individuellen Fett-Typ ergeben zusammen ein System, das wir, wenn wir es verstanden und durchschaut haben, steuern und kontrollieren können. Zum einen durch körperliches Training, zum anderen aber auch, wenn wir unser Gehirn und seine physiologischen Prozesse miteinbeziehen.

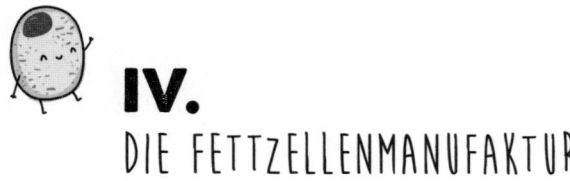

IV.
DIE FETTZELLENMANUFAKTUR

Kleine Zellkunde

Haben Sie Lust auf eine Besichtigungstour durch die Herstellungsabteilung unserer kleinsten Speichereinheit?

Hier erfahren Sie,
- wie eine Fettzelle entsteht.
- mit wem sie zusammenarbeitet.
- wie die Kommunikation funktioniert.

Die Fettzelle ist des Pudels Kern, wenn man so will. Holen wir doch mal ihr wahres Wesen ans Tageslicht.

Wahrscheinlich stellen sich die meisten Menschen dieses Ding wie eine kleine fiese fettige Blase vor. Dumm und gefräßig liegt sie in unserem Körper rum und schnappt nach allem, was sie kriegen kann. Nein, diese Beurteilung wäre nicht fair. Deshalb sollten wir unsere Fett-Vorurteile dringend entsorgen.

Die Fettzelle geht uns im wahrsten Sinne des Wortes: unter die Haut. Denn da sitzt sie.

Unsere »Hülle« ist in drei Schichten aufgebaut:
- Oberhaut (Epidermis)

-   Lederhaut (Dermis)
-   und Unterhaut (Subkutis).

Und genau da müssen wir hin, wenn wir sie, also die Fettzelle, besuchen wollen. In der Subkutis liegen die Fettzellen dicht aneinander gekuschelt und bilden unser Fettgewebe. Und das ist gut so! Es ist unser Energiespeicher und gibt uns aufgrund seiner Isolierfunktion Schutz. Auch unsere inneren Organe freuen sich über das Fettgewebe, für sie ist es »Baufett«. Wie ein stabiles Gerüst legt sich das Fett um unsere Gelenke, Nieren, Augäpfel und Co. und schützt sie durch eine Art Polsterung.

Das ist also – mal ganz nüchtern betrachtet – seine Aufgabe: Isolieren, schützen, polstern, stabilisieren und speichern. Letzteres ist das Problem, weshalb wir mit diesen weißen Zellen häufig auf Kriegsfuß stehen. Das wollen wir nun vergessen und das Kriegsbeil (wenigstens für einen Moment) begraben.

Geben wir dem Fett die Chance, sich und seinen Arbeitsplatz mitsamt den ganzen Kollegen mal vorzustellen. Dazu müssen wir zunächst an den Ursprung zurückgehen, in die Zellen-Fabrik.

In unserem Körper tummeln sich mehr als 300 verschiedene Zelltypen, insgesamt beherbergen wir 300 Billionen davon. Die sind in Stammzellen-Zentren verteilt, aus denen sich wiederum spezialisierte Zellen entwickeln.

Es gibt sogenannte **omnipotente** Stammzellen, die sich in jede Zelle des menschlichen Organismus entwickeln können. Unsere sogenannten Superzellen.

Eine zweite Gruppe sind die **pluripotenten** Stammzellen, die sich in sehr viele verschiedene Zellen entwickeln können, aber längst nicht in alle. Die Verwandlungsmöglichkeit ist also schon eingeschränkt.

Dann gibt es die **multipotenten** Stammzellen, die sich in verschiedene Gewebe entwickeln können.

Und es gibt die **monopotenten** Stammzellen, die sich nur in eine einzige Zellart entwickeln können.

Unsere Fettzelle kommt aus der Familie der mesenchymalen Stammzellen. Das sind multipotente Stammzellen, die sich entweder in Knochen, Knorpel, Muskel oder eben Fettzellen entwickeln können. Diese Zellendifferenzierung ist ein uraltes Programm, das unser Körper aus dem Effeff beherrscht.

Am Anfang ihrer Entwicklung stehen also all die Zellen wie am ersten Schultag auf dem Stammzellen-Hof und werden in ihre Gruppen eingeteilt: Knochen, Haut, Bandscheiben, Muskeln oder Fett. Sind die einmal da drin, dann ist ihr Weg vorgezeichnet bis zum Altersheim. Dann gibt es kein Zurück mehr.

Eine Fettzelle wird, wie wir bereits gehört haben, circa alle acht Jahre abgebaut, und dafür entwickelt sich wieder eine neue. Aber woher weiß mein Körper, dass er nun eine neue Fettzelle »kreieren« muss? Dazu müssen wir einen Blick in die Stammzellen-Zentren werfen.

Dort werden dauernd neue Zellen produziert, und am Ende des Produktionsprozesses stellt sich die Frage: Wo kommt die kleine Zelle hin? Und dieses Wissen besitzen die Stammzellen-Gruppenleiter. Es wird dabei ein ganzer Cocktail an Botenstoffen (Zytokine, Hormone) ausgeschüttet, und somit haben sie immer genaue Kenntnis davon, wo im Körper eine neue Zelle angeliefert werden muss. Das heißt in der Praxis: Schneiden wir uns beim Gemüseschnippeln in den Finger, bekommt eine Stammzellen-

Gruppe die Information: Neue Hautzellen anliefern, jetzt aber zackig!

Aufs Fettgewebe bezogen heißt das: Hat eine Fettzelle ausgedient, muss eine neue her, und die weitere Verwendung der kleinen Zelle ist klar: Ab zum Fett!

Zu Beginn ihrer Karriere ist die Fettzelle eine wendige und geschmeidige junge Zelle, die einen schmalen Zellkern und einen schlanken Zellkörper hat. Umgeben ist sie von einem sanften Schleier, einer sogenannten Basalmembran, die wiederum von Kollagenfasern umgeben ist. Nun macht sich die kleine Zelle auf den Weg und schließt sich anderen kleinen Fettzellen an, denn sie fühlen sich in Gruppen wohl. Jede Gruppe wird durch Bindegewebsfasern zusammengehalten (»Kissenpolsterung«), wodurch sich ein gutes Zusammengehörigkeitsgefühl der Fettzellen ergibt – ähnlich wie bei einem Fußballspiel in der Fankurve. Nun rücken die Fettzellen dicht zusammen, damit jede von ihnen einen Anschluss an ein kleines Blutgefäß (Endothel) findet.

Fibroblasten – die stabilen Baumeister

Die Fettzelle bildet mit ihren Brüdern und Schwestern ein sogenanntes Zellpaket (Fettläppchen). Da sie an ihrer Oberfläche eine sehr weiche Zellmembran haben, brauchen sie unbedingt die starken Kollagenfasern rundherum, damit sie zusammenbleiben können und Halt finden. Diese Kollagenfasern werden wiederum von den sogenannten Fibroblasten im Bindegewebe gebildet.

Fibroblasten sind quasi mit der Fettzelle verwandt. Sie entstehen aus derselben Linie von (mesenchymalen) Stammzellen, haben aber eine andere Aufgabe. Sie müssen die stabilen Baugerüste für den Fettzellen-Verbund herstellen. Das tun sie übrigens sehr gerne, weil sie es total nervig fänden, wenn die kleinen Fettzellen frei herumflottieren würden. Die strenge Erzieherin einer Kindergartengruppe ist nichts dagegen.

Gäbe es die Fibroblasten mit ihren Kollagenfasern nicht, würde unser Fett tatsächlich nicht an Ort und Stelle bleiben, sondern an uns herumwandern wie eine wabernde Masse, beziehungsweise der Schwerkraft folgen. Das heißt also nach unten sinken. Kurzum, wir brauchen die Fibroblasten, und die Fettzellen brauchen das Kollagengerüst. Durch dieses Gerüst werden die Fettzellen zu kleinen Paketen zusammengeschnürt, und erst dann verdienen sie den Titel »Energiebündel«. Die Fibroblasten sind aber keineswegs stupide Kollagen-Produzenten, sondern sie verhelfen dem Fettgewebe auch in der Regel zur richtigen Form und Funktion. Das führt zum Beispiel dazu, dass wir an der Fußsohle eine hohe Festigkeit und gute Polsterung haben und am Po eher ein weicheres Gewebe. Stellen Sie sich mal vor, es wäre umgekehrt?! Sitzen, aber auch Laufen würde weitaus weniger Freude machen. Und wem haben Sie das zu verdanken? Den Fibroblasten!

Die Fettzelle ist froh, dass sie die Kollegen aus der Bauabteilung hat. Wir (Frauen) allerdings hadern manchmal mit ihrer Arbeit. Wenn sich unschöne »Dellen« auf unseren Oberschenkeln bilden und sich »Orangenhaut« breitmacht.

Dann heißt es: Oje, schwaches Bindegewebe! Was oft als großer Schönheitsmakel gilt, ist in Wirklichkeit nur die Tatsache, dass unsere Fibroblasten auch das Bindegewebe »bilden«, und das ist nicht an allen Stellen gleich. Am Po, an den Innenseiten der Oberschenkel und Oberarme zum Beispiel weist es (vor allem bei Frauen) eine andere Struktur auf.

Grundsätzlich haben die Männer auch hier wieder mal etwas mehr Glück gehabt. Denn bei den Herren der Schöpfung sind die Bindegewebsfasern anders »gestrickt«, sie sind quervernetzt, während sie bei uns Frauen linear vernetzt sind. Somit kann das Fettgewebe bei Frauen leichter durch die Septen (Trenn- oder Scheidewand) treten, und es bilden sich »Dellen«.

Da helfen leider auch keine Cremes oder Massagen. Die Durchblutung zu fördern ist natürlich gut, aber es löst nicht das zugrundeliegende Struktur»problem«. Die Anordnung (Strickmuster) unserer Bindegewebsfasern ist der Grund, warum es zu einer Cellulite-Bildung bei Frauen und zu einem Durchhängen der Fasern (Winkeärmchen, Hängeoberschenkel) kommt – und bei Männern eben nicht. So einfach ist das.

Cellulite oder Orangenhaut sind somit Schimpfwörter, die wir bitte ab jetzt nicht mehr hören wollen. Wir könnten uns bei den Fibroblasten beschweren, aber das würde sie nicht interessieren. Schließlich machen die ja sonst durchaus einen guten Job.

Lassen Sie uns nun nach diesem kleinen Ausflug in die Welt des Bindegewebes wieder in die Fettzellenmanufaktur zurückkehren.

Die Fettzellen-Schule

Die Fettzellen sitzen stabil in ihrem Verbund, doch bevor sie sich auch als echte Fettzellen bezeichnen dürfen, müssen sie eine Art Reifeprüfung durchlaufen. Dazu werden sie in eine Schule für Fettzellen geschickt. Hier lernt die kleine Zelle im wahrsten Sinne des Wortes fürs Leben. Für unser Leben und Überleben.

Hat sich die junge schlanke Fettzelle ordentlich in eine Gruppe integriert, beginnt der Ernst des Lebens. Zusammen durchlaufen sie ein striktes Programm und müssen lernen – und vor allem wachsen. Ganz oben auf dem Lehrplan steht: Fetttropfen aufnehmen (Vakuolen) und in ihr kleines schmales Körperchen einschließen. Das ist ihre Bestimmung.

Von Leistungsdruck wollen wir mal gar nicht sprechen. Aber innerhalb von 21 Tagen muss sie so viel Fett-Tröpfchen wie möglich aufzunehmen, um ihrer Aufgabe als Energiespeicher gerecht zu werden.

Ob sie will oder nicht, durch die Aufnahme der fettigen Tropfen wird ihr schlanker Zellkern an den Rand der Zellwand gedrückt. Im Schnitt erreicht sie damit einen Durchmesser von $100\,\mu m$ (Mikrometer), das entspricht einem tausendstel Millimeter.

Speicherarbeiter und Energieverbrenner

Und jetzt fragen Sie sich natürlich: Ist das eine weiße, braune oder beige Fettzelle?

Natürlich werden nicht alle kleinen mesenchymalen Fettstammzellen in die weiße Gruppe geschickt. Manche wandern eben auch in die braune oder beige Gruppe.

Das hat einzig und alleine mit ihrer Funktion zu tun, und ähnlich wie die Menschen nahe dem Äquator eine andere Hautfarbe haben als am Nordpol, haben auch die verschiedenfarbigen Fettzellen unterschiedliche Orte, an denen sie leben.

Das braune Fettgewebe besitzt viel mehr Mitochondrien, und diese wirken unter dem Mikroskop rötlich-bräunlich. Die Farbe entsteht tatsächlich durch sogenannte Zytochrome. Das sind farbige Proteine (mit einem Eisen-Ion), die in den Mitochondrien vorkommen.

Braune Fettzellen (zwischen den Schulterblättern, in der Achselhöhle und im Brustwirbelbereich) sind von vielen Blutgefäßen umgeben, sie produzieren Wärme und verbrennen richtig Energie. Sie sind kleiner und haben keinen schmalen länglichen Zellkern, sondern eher einen rundlichen. Im Gegensatz zum weißen Fettgewebe hat das braune Fettgewebe nicht nur einen großen Fettklecks (Vakuole) in der Mitte, der immer größer wird, sondern es ist »plurivakuolär« aufgebaut. Das bedeutet, dass es stets mehrere Fettperlen enthält.

Hier läuft der Motor in den Kraftwerken quasi immer, und die erzeugte Energie wird dazu genutzt, Wärme freizusetzen, die uns im Winter warm hält. Oder aber dafür sorgt, dass wir abnehmen.

Die beigen Fettzellen, die im weißen Fettgewebe schlummern, scheinen den braunen Kollegen doch sehr ähnlich zu sein. Aber noch sind sie nicht hinlänglich erforscht. Vielleicht ist es eine Chance, die es zu nutzen gilt. War es vor 2000 Jahren noch unsere Aufgabe, die Energie möglichst gut einzubauen und zu speichern, so sollten wir es heute möglichst gut wieder abbauen können. Also wird das braune und beige Fett immer wichtiger. Vielleicht kommt die Entdeckung der beigen Fettzellen gerade zu rechten Zeit. Wir brauchen sie heute mehr denn je, um Adipositas und Übergewicht langfristig vorzubeugen.

Fett-Lieferservice

Circa 99 Prozent des Fettgewebes (eines Erwachsenen) ist weiß. Daher richten wir unseren Blick (zunächst) darauf.

Es handelt sich bei der Ausbildung dieser kleinen Zellen ganz klar um Speicher-Unterricht. Im subkutanen Fettgewebe befinden sich unsere größten Lagerhallen. Die Fettzellen haben sich am Po, Bauch, an den Hüften und am Oberschenkel eingerichtet. Denn da sitzt unser Depotfett. Die verschiedenen Fetttypen sind – wie wir wissen – genetisch bedingt, die Fettzellen haben also eine Art Wegbeschreibung mitbekommen, damit sie wissen, wo sie sich niederlassen müssen. Sie erinnern sich: Apfel, Birne, Sanduhr ...

Und folgsam wie sie sind, gehen sie auch genau dorthin. Nie käme eine Zelle auf die Idee, einfach woanders hinzuwandern.

Dort angekommen, soll sich die Fettzelle drei Wochen lang Fetttropfen einverleiben. Vielleicht denken Sie jetzt: Das kann ja nicht besonders schwer sein. Dafür muss so eine Zelle extra in die Schule? Okay, also ist Fett doch doof? Nein. Denn tatsächlich ist es für die Fettzelle gar nicht so einfach, an die Fetttropfen zu gelangen. Stellen Sie sich mal vor: Sie essen einen schönen saftigen Cheeseburger mit Pommes, und Stück für Stück landet der in Ihrem Körper. Die kleine Fettzelle sitzt in Ihrer Unterhaut zusammen mit seinen Freunden in einem schönen Zellpaket. Und plötzlich stellt sie fest: Ah, da kommt Fett. Und der Befehl lautet: Fetttropfen sammeln! Wie kommt die jetzt an das schöne Fett?

Einfach mal rüberlaufen und was abzapfen? Wohl kaum, dagegen haben die Fibroblasten ein stabiles Gerüst gebaut. Dort kommen sie nicht raus. Also braucht die Fettzelle Hilfe.

Dazu lernt sie nun diverse andere Kollegen kennen, mit denen sie für den Rest ihres Lebens zusammenarbeiten muss. Sie werden der Fettzelle helfen zu wachsen – also an das fettige Zeug zu gelangen. Daher ist es extrem wichtig, dass sich alle gut verstehen und jeder weiß, was er zu tun hat. Also halt doch eine Lernaufgabe.

Lieferanten und Aufpasser

Bei den Helfern handelt es sich um verschiedene Botenstoffe (Hormone, Enzyme, Moleküle), die ebenfalls genetisch mitgeliefert werden. Um mit diesen Boten zu kommunizieren, besitzen die Fettzellen auf ihrer Oberfläche jede Menge Rezeptoren, also kleine Antennen. (Denken Sie nur an die Alpha- und Beta-Rezeptoren, die für Fettspeicherung oder -auflösung zuständig sind.) Unsere kleine Zelle lernt bereits zu Anfang ihres Daseins, dass sie alleine nicht viel bewirken kann. Nur im Team ist man stark! Ohne ihre Kollegen wäre unsere Fettzelle aufgeschmissen, keinen einzigen Tropfen würde sie sammeln können.

Übrigens: Unsere Fettzellen werden natürlich rund um die Uhr bewacht. Von Immunzellen. Dazu gehören Makrophagen, Mastzellen und Lymphozyten. Sie sind unsere Wächter, eine Art Polizei. Tag und Nacht durchkämmen sie die kleinen Blutgefäße. Sobald es einen Eindringling (Bakterium) gibt, der nicht ins Fettgewebe gehört und eine Entzündungsreaktion auslösen könnte, werden sie sofort informiert. Sie sind auch vor Ort, wenn man sich verletzt, gemeinsam mit den Bauexperten, den Fibroblasten, leisten sie umgehend Erste Hilfe, um das Leck beziehungsweise Loch schnellstmöglich zu schließen. Sie sind enorm wichtig und erledigen Dinge, für die unsere Fettzellen keine Zeit haben.

Die sind nämlich im Dauereinsatz. Zuallererst muss die kleine Fettzelle neben ihren Schwestern und Brüdern in dem Fettpolsterverbund einen guten Platz an der Blutversorgung erwischen. Das ist deshalb so wichtig, weil sie dann ihr eingespeichertes Fett abgeben kann und gleichzeitig mit Nährstoffen versorgt wird. Ein Platz an der Sonne sozusagen. Und die beste Stelle, um an das Fett heranzukommen: Der Transportweg! Die Fettzelle kuschelt sich an ein kleines Blutgefäß, und ge-

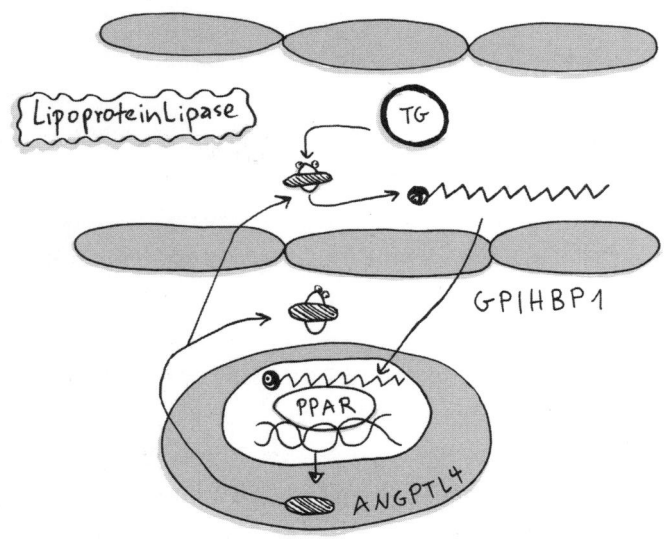

nau an der Stelle, wo die beiden sich berühren, sitzt ein Helfer in Gestalt eines Enzyms. Das kennen Sie übrigens schon. Eine alte Bekannte: Die Lipoproteinlipase.

Das Enzym hat die Aufgabe, die im Blut gelösten Nahrungsfette weiterzureichen. Heißt ganz praktisch: Der Cheeseburger wird in seine Bestandteile zerlegt, und die Burger-Fette gelangen in den Blutkreislauf. (Keine Panik, das machen wir später ausführlicher.)

Wird nun im Blut ein Päckchen Energie verschickt, dann ist das so verpackt, dass es die Lipoproteinlipase gut entgegennehmen kann. Es hat quasi einen Passierschein im Gepäck. Die LPL nimmt es an, pickt sich die darin enthaltenen Fettsäuren raus und gibt sie an die Fettzelle weiter. (Der Rest wandert irgendwoanders hin. Darum müssen wir uns aber jetzt nicht kümmern.)

Die LPL-Tante ist also unser persönlicher DHL-Bote und verteilt die Fettsäuren, die dann eingelagert werden können. Und das Spiel beherrschen die beiden blind. Da haben wir als Fetteigentümer und Körperbesitzer überhaupt keinen Einfluss drauf. Doch auch die Enzyme brauchen Mitarbeiter. Da tritt das »gefürchtete« Insulin auf den Plan. Insulin ist ein Hormon der Bauchspeicheldrüse, das den Blutzuckerspiegel reguliert. Haben wir also gerade gut gegessen, schüttet unser Körper Insulin aus, und das triggert unseren DHL-Boten, die LPL-Tante. Die weiß: Gleich kommt was!

Insulin ist ziemlich mächtig, und es hat ein großes Interesse daran, dass die Tante viele Fettsäuren schenkt, die sie einbauen können. Einerseits zur Energiegewinnung, andererseits zur Fettspeicherung.

Insulin senkt den Blutzuckerspiegel und hilft der Lipoproteinlipase, ihre fetten Geschenke an die Fettzelle zu machen. Warum? Das Insulin meint es einfach gut mit uns. Werden Fett und Zucker angeliefert, möchte das Insulin es sofort aus dem Blut entfernen. Ihm ist es egal, ob es eingebaut oder verwertet wird. Hauptsache weg damit!

Und dagegen würde sich die LPL niemals wehren. Könnte sie auch gar nicht.

Aber Insulin ist weder böse noch teuflisch. Es ist einfach der reiche Onkel unter den Hormonen, den wir versuchen sollten zu kontrollieren. Insulin ist auf jeder Party ein gern gesehener Gast. Er schlägt auf, und es gibt Champagner! Und im Laufe der Evolution hat er sich zu einem der *major players* in unserem Organismus entwickelt. Den sollten wir insofern gut im Auge behalten, damit er nicht allzu sehr über die Stränge schlägt.

Und wie können wir Kontrolle ausüben? Mit Bewegung, ganz einfach. Mit körperlicher Aktivität können wir einen Gegenmechanismus erzeugen. Dadurch aktivieren wir nämlich den friedvollen Gegenspieler vom Insulin. Und der heißt Glucagon, ein Hormon, das von Bauchspeicheldrüsenzellen gebildet wird und das dem frechen Insulin Einhalt gebieten kann wie kein anderer.

Beim Sport zum Beispiel wird Glucagon ausgeschüttet, es wirkt wie eine Bremse im Insulinkreislauf. Glucagon sorgt dafür, dass nichts eingebaut wird, sondern Reserven mobilisiert werden.

Das Insulin hat allerdings einen starken Verbündeten: Das Cortisol. Auch ein alter Bekannter. Wir erinnern uns: Cortisol ist ein Stresshormon. Und diese »gestresste Schwester« gibt dem Insulin immer wieder zu verstehen, dass er nicht aufhören soll zu liefern. Dazu feuert sie die Hunger-Neuronen im Gehirn an. Schließlich hat man ja Stress und braucht Energie-Nachschub! Also schickt die »nervöse« Schwester das Insulin los, damit die Tante noch mehr »Leckereien« bekommt, die sie den hungrigen Fettzellen überreichen kann. Eine komplexe Kiste!

Bis die kleine Fettzelle vom Blutgefäß mittels LPL einen Fett-tropfen bekommt, haben also viele Helferlein vorher ihren Job gemacht: Cortisol, Insulin und Lipoproteinlipasen.

Die Fettzelle freut sich und baut ein, was sie kriegen kann. Dadurch wird sie immer größer und größer. Am Ende ist sie eine große gut gefüllte Speicherfettzelle, die uns als Vorratskammer gute Dienste leisten kann.

Halt! Ist das alles? Sollen die Fettzellen nur aufnehmen und wachsen? Nein, natürlich nicht. Sie soll ja nicht alles ausnahmslos einlagern, sondern die Tropfen zur Energiegewinnung auch wieder abgeben.

Dazu befinden sich in der Fettzelle weitere Zellbestandteile, wie zum Beispiel die uns mittlerweile gut bekannten Mitochondrien. Das sind die universellen Kraftwerke der Zelle. Sie funktionieren wie eine Bank. Sie wechseln, nicht Dollar in Euro, sondern Fett in Energie. Kommen also die Fetttropfen in der Zelle an, werden einige davon ins Vorratslager geschickt, andere gleich wieder umgewandelt. Die Mitochondrien sorgen insofern dafür, dass wir morgens aufstehen können und die Energie besitzen, für alles, was von uns erwartet wird. Zähne putzen, arbeiten, einkaufen, joggen. Unsere kleine Fettzelle kann auch selbst nur ihre Arbeit machen, also speichern und abgeben, wenn sie ausreichend mit Energie versorgt ist und ihre Mitochondrien-Kraftwerke arbeitsfähig sind.

Doch wer oder was reguliert nun den Prozess zwischen Fett aufnehmen und abgeben? Wann wird gelagert, wann geliefert?

Dazu wird die Fettzelle von einer regulierenden Größe namens Adenosintriphosphat (ATP) unterstützt, das den Schalter auf »Einspeichern« oder »Abgeben« von Energie stellt. Und hierbei haben natürlich wieder Insulin und Glucagon ihre Finger im Spiel. Das ATP schaut, welches Hormon gerade ausgeschüttet wird, und gibt der Fettzelle Bescheid, was sie tun muss.

Fettzellen sind also ganz und gar nicht dumm. Sie lernen, kommunizieren und funktionieren. Und obwohl die Aufgaben bei allen Fettzellen gleich sind, sieht der tatsächliche Tagesablauf Ihrer, meiner oder der Fettzellen unserer Freunde interessanterweise natürlich komplett anders aus. Bei dem pummeligen Couchpotato Bernd lernt sie, ordentlich einzulagern; bei der schlanken sportlichen Tina muss sie sich immer auch wieder von Fetttropfen verabschieden, bevor neue aufgenommen werden.

Wo auch immer sie ein Zuhause gefunden hat: Am Ende ihrer Schulausbildung ist die weiße Fettzelle ein wichtiges und vollwertiges Mitglied im Gewebeverbund des Speicherfetts.

Mit Hilfe aller anderen guten Geister wird sie diesen Job ungefähr acht Jahre machen, dann kann sie in Rente gehen und wird abgebaut. In der Stammzellen-Zentrale macht sich derweil eine neue kleine Zelle auf den Weg, um ihren Platz einzunehmen.

Hormone – geheime Botenstoffe

Funktionieren diese Fettzellen dann eigentlich wie eine Art Raupe Nimmersatt? Oder könnte es auch sein, dass die LPL-Tante etwas anliefert und die Zelle macht einfach die Tür nicht auf: Nein, danke, wegen Überfüllung geschlossen! Das wäre schön, funktioniert so aber nicht. (Nur in absoluten Notsituationen, aber dazu kommen wir später.) Grundsätzlich nimmt die Fettzelle immer weiter auf. Da erweist sich die großartige Plastizität der Fettzelle leider als Nachteil. Sie wächst und wächst ...

Um Informationen bezüglich ihres Umfangs weiterzugeben, hat die Fettzelle eine eigene Kommunikation entwickelt: Sie lässt sprechen. Ihre Pressesprecher sind Hormone, Proteine und Enzyme. Selbst gemachte Botenstoffe sorgen für ein sensationelles Kommunikationssystem inner- und außerhalb der Fettzelle!

Hormone. Das klingt für Sie wahrscheinlich wie ein abstrakter Begriff, der immer irgendwie in Zusammenhang mit Frauen fällt. Und das einzige männliche Hormon, das Ihnen einfällt, ist das Testosteron? Ansonsten: Hormonschwankungen, Migräne, Schwangerschaft. Und das hat eigentlich alles nichts mit Fettgewebe zu tun? Da täuschen Sie sich aber gewaltig.

Darf ich vorstellen: Die Adipokine! Sie sind die Wunderwaffen des Fettgewebes. Dabei handelt es sich um eine Gruppe von Botenstoffen; mehr als hundert verschiedene gibt es, die alle eine wichtige Aufgabe erfüllen.

Tatsächlich ist das Fettgewebe unser größtes endokrines Organ. Endokrin bedeutet, dass ein Botenstoff von einer Zelle gebildet wird und direkt ins Innere (endo), also in unser Blut, abgegeben wird. Was bedeutet in diesem Zusammenhang innen und außen? Unsere Fettzellen liegen stark vernetzt an einem Blutkreislauf. Sie sind dadurch gut zugänglich für die angelieferten Fettsäuren und können sie auch sehr leicht wieder abgeben. Sie sind so aber auch in der Lage, selbst gebildete Hormone mit in den Blutkreislauf zu schicken. Denn sie sitzen ja direkt an den Transportwegen. Das können Sie sich so vorstellen, als ob Sie in Venedig am Kanal sitzen. In Venedig läuft vieles über die Kanäle. Da werden Menschen und Fracht transportiert. Ähnlich ist es im Körper mit dem Blutkreislauf. Wenn Stoffe oder Fettsäuren ins Blut abgegeben werden, können sie an anderer Stelle wieder aufgenommen und verarbeitet werden. Ähnlich eines schwimmenden Postwegs also.

Im Körper sind die kleinen Pakete von Fettzellen Botenstoffe, die Adipokine heißen. Genauer betrachtet sind Adipokine Signalmoleküle, die vom Fettgewebe gebildet und verschifft werden. Sie beeinflussen den Zucker- und Fettstoffwechsel, ebenso wie das Hunger- und Sättigungsgefühl. Zu den bekanntesten Vertretern zählen Adiponektin, Leptin, Östrogen und der Tumornekrosefaktor-alpha.

Ein Sexualhormon im Fett?

Ja, da staunen Sie! Unser Fett kann auch Östrogen produzieren. Es erfüllt nämlich auch im Fettgewebe eine enorm wichtige Funktion – und das ganz unabhängig vom Geschlecht.

Junge Fettzellen können dank des Enzyms Aromatase aus dem männlichen Geschlechtshormon Testosteron das Östrogen herstellen. Es wird sozusagen umgewandelt.

Östrogen wirkt lokal über zwei Rezeptoren (ER-alpha und ER-beta). Ähnlich wie die Fettzellen Alpha- und Beta-Rezeptoren auf ihrer Oberfläche haben, an der sie für (Nor)Adrenalin und Cortisol empfänglich sind, existiert auch eine »Andockstation« für das Östrogen. Diese Östrogenrezeptoren finden sich bereits auf der Oberfläche von jungen Fettzellen, Makrophagen und jenen kleinen Blutgefäßen, die das Fettgewebe umgeben. Aber was genau bewirkt dieses lokal gebildete Östrogen nun im Fettgewebe? Fettzellen, die zu rasch zu viel Fett speichern und damit zu schnell wachsen, drohen irgendwann buchstäblich aus allen Nähten zu platzen. Um das zu verhindern, werden von den Fettzellen fleißig Östrogene produziert. Da die Fettzelle sich selbst zwar schützen will, aber nicht wirklich »Nein« sagen kann zu den Geschenken der Lipoproteinlipase, schaltet sie ihr Alarmsignal ein. Dazu gehört auch die Aktivierung der Östrogen-Ausschüttung. Dadurch kommt es zu einer Entspannung (Relaxierung) der umgebenden Blutgefäße, und das Fettgewebe im »gestressten« Bereich wird besser durchblutet. Auf Dauer fördert es auch die Stabilität der Blutgefäße, und es kommt zur Neo-Angiogenese, der Ausbildung neuer Blutgefäße. Dadurch können die Fettzellen sich entwickeln und bleiben mit Nährstoffen und Sauerstoff versorgt.

Einmal volltanken, bitte!

Ein weiterer wichtiger Botenstoff aus der Gruppe der Adipokine ist das sogenannte Leptin. Es gilt als guter Indikator für den Füllstand einer Fettzelle, also der Energiereserve. Wie die Tankanzeige im Auto. Dicke, vollgefressene Fettzellen bilden große Mengen dieses Hormons, wohingegen kleinere Zellen entsprechend weniger bilden. Leptin ist ein 1A-Vermittler, der über die Blut-Hirn-Schranke den direkten Weg ins Gehirn zu unseren Hungerneuronen findet. Es trägt zur Sättigung bei und bewirkt im Umkehrschluss aber auch, dass wir bei niedrigem Leptinspiegel die Nahrungsaufnahme steigern.

Eigentlich verstehen sich Fettzellen und Hungerneuronen ganz gut. Dafür sorgt eben unter anderen der Informationskanal Leptin. Unsere Neuronen arbeiten immer »für« und nicht »gegen« unsere Fettzellen. Sie brauchen lediglich diese Zwischenboten und Rückkopplungsmechanismen, um vernünftige Antworten aus dem Fettgewebe zu erhalten. Deshalb gibt es die Adipokine. Klappt die Kommunikation, ist also alles in Butter.

Aber: Sind die Leptinspiegel dauerhaft zu hoch, weil die Fettzellen stets dick und rund sind, entwickelt sich eine sogenannte Leptinresistenz. Das Gehirn reagiert einfach nicht mehr. Und somit kann auch kein Sättigungsgefühl eintreten. Ein Phänomen, das bei Menschen mit Übergewicht vermehrt auftritt. Die Kommunikation zwischen Fettzelle und Gehirn ist nachhaltig gestört.

Außerdem gibt es ein weiteres Molekül, das eine wichtige Rolle in dem Regelkreis spielt.

Die Fettzellen bilden nämlich Adiponektin. Und das macht sich ebenfalls über den Blutkreislauf auf den Weg zum Gehirn, wo es die Information über den aktuellen Füllstand abgibt (Tankanzeige).

Sind die Fettzellen leer, wird viel Adiponektin gebildet und auf den Weg nach oben geschickt. Und schon weiß man dort Bescheid, dass der Füllzustand niedrig ist: Nachschub, bitte!

Sind die Fettzellen aber voll, wird entsprechend wenig Adiponektin gebildet. Und ein Sättigungsgefühl tritt ein.

Die Adiponektin-Produktion steht bei gesunden Fettzellen hoch im Kurs und hat maßgeblichen Einfluss auf den Fettstoffwechsel. Wird ausreichend Adiponektin von den Zellen gebildet, so bleibt eine gute Sensitivität für das Hormon Insulin erhalten und eine Insulinresistenz kann langfristig verhindert werden. Die Fettzellen schützen sich also mit diesem Hormon selbst. Und uns natürlich auch. Adiponektin senkt die Blutfette und den Blutzuckerspiegel und wirkt zusätzlich anti-entzündlich auf unser Gewebe. Leider lässt sich Adiponektin nicht so einfach als Medikament herstellen. Derzeit wird daran geforscht, Moleküle zu finden, die eine ähnliche Wirkung wie Adiponektin haben.

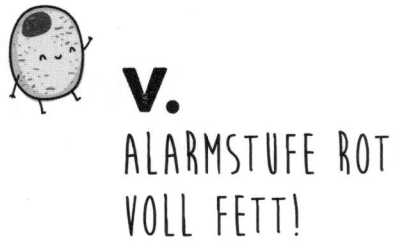

V.
ALARMSTUFE ROT: VOLL FETT!

Fehler im System

Was passiert aber, wenn dieses ausgeklügelte Kommunikations-system ausfällt? Dann schrillen die Sirenen der Polizei. Und auch hier spielen Hormone eine wichtige Rolle. Mit zunehmender Fettmasse steigt die Anzahl an einwan-dernden Immunzellen wie Makrophagen und Monozyten im Fettgewebe. Zu viele Immunzellen produzieren wiederum eine Reihe von Entzündungsfaktoren, wir sprechen dann von einer inflammatorischen Reaktion des Fettgewebes. Dadurch ist das Risiko für verschiedene Stoffwechselerkrankungen und korona-re Herzerkrankung erhöht.

Die Polizisten-Zellen wie Makrophagen, Monozyten, Mastzellen oder das Hormon TNF-alpha (Tumornekrosefaktor-alpha) tre-ten aber natürlich nicht auf den Plan, um uns zu ärgern oder zu schaden, sie geben uns ein Alarmsignal. Eine rote Ampel sozusa-gen. Übergewicht, Bluthochdruck und ein erhöhter Blutzucker-spiegel weisen mehr als deutlich darauf hin.

Wir können die rote Ampel jetzt ignorieren, einfach weiterfah-ren und denken »passiert schon nichts«. Wir können aber auch anhalten und schauen, was das Problem ist. Wenn man nämlich

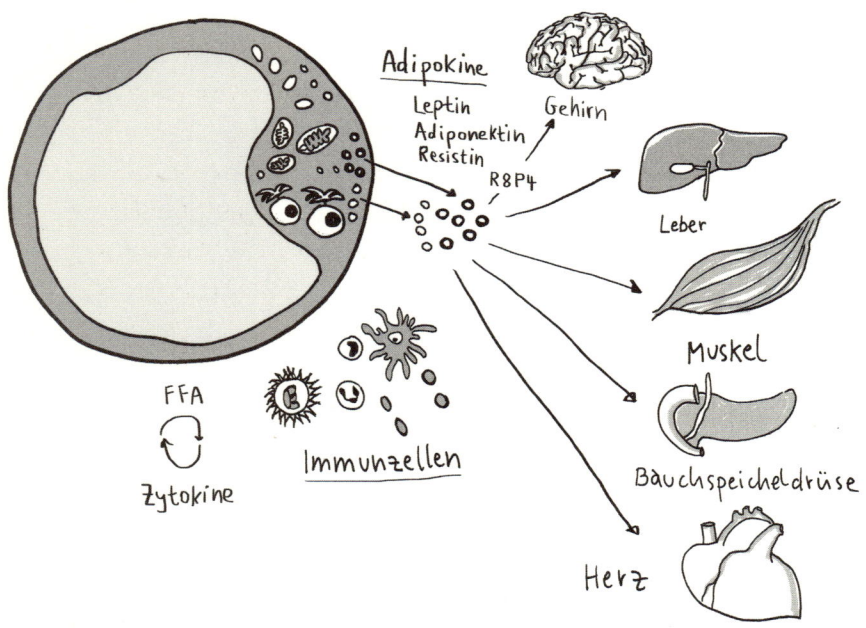

zu oft über die roten Ampeln fährt, steigt die Wahrscheinlichkeit, dass man ein ernsthaftes Problem mit der (Stoffwechsel-) Polizei bekommt. Und umgekehrt bekommt die wiederum auch ein Problem.

Nehmen wir als Beispiel unsere schöne Gefäßwand. Wenn unsere fleißige Fettzelle überfordert ist, weil dauerhaft in viel zu kurzer Zeit zu viel Fett angeliefert wird, dann lagert sich an der Gefäßwand eine Fettspur ab.

Nun kommen die Makrophagen und versuchen, diese überschüssigen Fettsäuren »wegzuputzen«, also aufzuräumen. Was ein guter Polizist in einem Gefäß eben so macht. Tatsächlich ist es aber so, dass die Polizeizellen das Problem nur bis zu einem gewissen Grad beheben können. Daher mauern sie sich ein, und es bilden sich sogenannte Plaques an der Gefäßwand. Versteinerte gut gemeinte Polizei-Zellen.

Die sind aber echt übel, denn das Gefäß-Lumen (innerer Hohlraum) wird immer weiter eingeschränkt, bis schließlich nichts mehr durchkommt. Dadurch muss der Druck im System erhöht werden, es kommt zu Bluthochdruck. Irgendwann lagern sich so viele Plaques an den Gefäßwänden ab, dass kaum mehr Blut durchfließen kann, und es kommt zum Schlaganfall oder Herzinfarkt. Die Polizisten-Zellen können da an sich überhaupt nichts für, sie sind aber schrecklich überfordert.

(Wenn der Paketbote bei Ihnen zu Hause ständig Pakete abliefern will, Sie aber gar nicht mehr nachkommen, sie anzunehmen und einzusortieren, dann stellt der den ganzen Hausflur damit zu. Bis nichts und niemand mehr durchkommt. Logisch, oder?)

GUT ZU WISSEN ...

Das Hormon Tumornekrosefaktor-alpha (TNF-alpha) wird hauptsächlich von Makrophagen ausgeschüttet. Seine wichtigste Funktion ist, die Aktivität verschiedener Immunzellen zu regeln. Tatsächlich hat das Hormon gute und schlechte Fähigkeiten. Es wirkt eigentlich als Alarmsignal und möchte uns vor Eindringlingen (Bakterien) warnen und lockt daher andere Immunzellen an.

TNF-alpha kann aber auch Fieber auslösen und ist an der Entstehung der Kachexie (Schwäche, Blutarmut, starker Kräfteverfall) bei bestimmten Krankheiten beteiligt. Ferner hat er Effekte auf den Fettstoffwechsel, die Blutgerinnung, die Insulinresistenz und die Gefäßgesundheit.

Böses weißes Fett?

Nun haben Sie bereits viel über unser Körperfett gelernt. Ist es nicht faszinierend, wie diese weißen Fettzellen funktionieren und kommunizieren? Komisch eigentlich, dass sie dennoch so verteufelt werden, nicht wahr? Warum?

Weil sie Junk-Food-Liebhaber sind. Sie haben immer Lust auf ein »Snickers« und bauen alles ein, was wir nicht sofort an Energie wieder verbrauchen. Wenn wir mehr Spaghetti Carbonara essen, als unsere Muskeln und Kraftwerke verarbeiten können, kommt es zur Fettspeicherung. Die Lipogenese.

Es ist ein uralter Vorgang und der Grund, warum wir Fett einbauen und sich unsere Fettzelle so freut, wenn ihr die Tante mal wieder ein reichhaltiges Geschenk macht. Die Fettzelle kann das einfach nicht ablehnen. Andererseits kann es aber passieren, dass die Fettzelle vor der Masse an fettreicher Nahrung kapituliert und überschüssige Fettspuren an unseren Gefäßen deponiert werden.

Man spricht daher beim weißen auch vom »gefährlichen« Fett. Wenn wir die weißen Fettzellen zu viel füttern, können sie uns unglücklich und letztendlich krank machen. Dann verfetten unsere Organe und das »viszerale« Fett ist häufig Ursache für Stoffwechselerkrankungen, Insulinresistenz und Diabetes mellitus.

Stellt sich die Frage: Können wir weißes Fett nicht einfach abschaffen?

Im letzten Kapitel haben wir die Vorzüge des »Brownings« bereits kennengelernt. Ist es also richtig, dass wir die weißen Fachkräfte am liebsten loswerden wollen und komplett durch braune ersetzen? Hat unser Organismus da eine ganze Zellgruppe umsonst ausgebildet?

Schauen wir mal ...

Würde es nicht ausreichen, wenn wir nur die kleinen Kraftwerke (Mitochondrien) der braunen Fettzellen füllen und anschließend kein Problem mit dem lästigen Hüftgold hätten? Würde es nicht genügen, einfach Wärme zu produzieren, indem wir etwas essen? Wir könnten den ganzen Tag Chips futtern, bei der Currywurst zulangen und müssten anschließend nicht aufs Laufband gehen.

Nein, natürlich Quatsch. Tatsächlich würde es ganz anders aussehen. Wir müssten permanent auf Futtersuche sein. Weil wir nämlich keine Reserven hätten. Wir würden »von der Hand in den Mund« leben. Was reinkommt, wird sofort wieder rausgeblasen. Null Vorräte.

Unser Leben wäre geprägt von der ständigen Suche nach Essen, um für frische Energiezufuhr sorgen. Denn selbst wenn wir nur auf dem Sofa rumliegen, brauchen wir Energie. Unser Körper muss permanent am Laufen gehalten werden. Wir hätten keine Zeit mehr, Fußball zu spielen, ein Buch zu lesen oder zur Arbeit zu gehen. Wir wären nämlich fortlaufend damit beschäftigt, die Kraftwerke zu befüllen, um Wärme zu produzieren und nicht zu verhungern.

Die Antwort lautet also: Nein. Wir sollten das weiße Fett nicht abschaffen. Wir sollten auch nicht versuchen, jede weiße Fettzelle durch Sport oder andere Aktivitäten zu bräunen. Wir sollten uns zurücklehnen und tief durchatmen. Aus dem Fenster schauen und uns bei der Natur bedanken, dass sie uns so ein geniales Fett-System geschenkt hat. Damals. Irgendwann in grauer Vorzeit, als unsere Vorfahren auf der Suche nach Nahrung durch die Steppe streiften oder in den eisigen Bergen vor dem Säbelzahntiger flüchten mussten.

Genau in dieser Zeit ist unser ausgeklügeltes dreifarbiges Fett-System entstanden. Einerseits brauchten wir weißes Speicherfett, das uns wochenlang durch die Savanne streifen ließ, wo wir uns nur von ein paar proteinreichen Würmern und Pflanzen ernähren konnten. Und gleichzeitig mussten wir auch ein paar braune Fettzellen haben, die uns im Winter in den Alpen vor der Kälte schützten.

Also: Unser Fettplan ist richtig gut durchdacht. Dazu zählt, dass unser Fettgewebe eben auch nicht zu 100 Prozent nur aus Fettzellen besteht. Es ähnelt vielmehr einer bunten Blumenwiese, auf der sich allerlei Aufpasser und Helferlein tummeln. Vor deren Job sollten wir großen Respekt haben.

Leider nur wissen wir immer erst dann, wie wichtig (weißes) Fett als Speicher oder Polsterung für die Organe (Baufett) ist, wenn wir zu viel oder zu wenig davon haben.

Fett als Lebensversicherung

Ein Beispiel, das eindrücklich zeigt, was passieren würde, wenn wir kein Baufett hätten, kommt in der Klinik tatsächlich nicht so selten vor. Magersucht ist eine Form von Essstörung, bei der die Patienten die Nahrungszufuhr dermaßen einschränken, dass es zum Tod führen kann, wenn sie nicht behandelt werden. Meist ist ein psychisches Problem die Ursache. Diesen Patienten einfach »mehr zu essen« zu geben löst leider noch nicht das Problem. Tatsächlich ist es viel schwieriger, und die Betroffenen benötigen meist komplexe Infusionstherapien über die Vene oder Magensonden, in denen hochkalorische Fertignahrung in den Körper eingebracht wird.

Nicht selten kommen die Betroffenen (meistens junge Frauen) in die Notaufnahme und geben starke Schmerzen im Bereich des seitlichen Rückens (Flankenschmerzen) an. Sie leiden unter Harnverhalt, können also die Harnblase nicht entleeren. Was ist passiert? Wir brauchen das Baufett, das unsere inneren Organe umschmiegt und unterstützt. Wird diese mechanische Stütze weggehungert, dann können die Harnleiter abknicken, und es kommt zu einer lebensbedrohlichen Situation. Und diese Erkenntnis gilt für viele andere Organe auch. Daher brauchen wir unser Fett.

Wer ist hier verantwortlich?

Letztendlich ist es aber natürlich eine Frage der Masse, die entscheidet, ob wir gesund bleiben, also, ob wir zu viel oder zu wenig davon haben. In den meisten Fällen ist es jedoch zu viel. Das registrieren wir irgendwann auf der Waage oder wenn die Lieblingsjeans nicht mehr passt. Hilfe! Wie konnte das passieren?

Ist Übergewicht also letztendlich ein Kommunikationsproblem zwischen Fettzellen und Gehirn? Ist die LPL-Tante schuld, weil sie den Fettzellen immer weiter das fette Zeug reinreicht? Oder ist es das Insulin, das für Nachschub sorgt, weil das »gestresste« Cortisol ihm permanent Feuer unterm Hintern macht? Oder müssen wir uns bei Leptin und Adiponektin beschweren, weil sie die Information über den Füllstand nicht oder falsch kommunizieren, und das System ins Schleudern gerät?

Die Fettzelle und ihre vielen fleißigen Helferlein, das sei ganz klar gesagt, haben überhaupt keinen Einfluss darauf, was und wie viel bei ihnen angeliefert wird. Sie müssen mit dem »arbeiten«, was sie bekommen. Für die negativen Auswirkungen können sie rein gar nichts. Sie versuchen nur, ihren Job zu machen. Daher werfen wir nun mal einen Blick darauf, welchen Unterschied es macht, ob sie Besuch von einer Bratwurst oder einer Avocado bekommen.

Oder anders gefragt: Welches Paket würden Sie denn lieber entgegennehmen? Ein leichtes, handliches mit einem schönen Biobaumwoll-T-Shirt oder ein 20-Kilo-Paket mit Backsteinen?

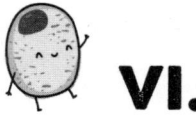

VI.
FLEISSIGES FETT —
IN DER STOFFWECHSELFABRIK

Bratwurst oder Avocado – das ist hier die Frage!

Der Fettstoffwechsel. Tausendmal gehört. Er findet dauernd statt – und doch weiß man nicht so genau: Was passiert da eigentlich?

Fettstoffwechsel: Das ist zum einen die Zerlegung von Nahrungsmittelfetten im Verdauungstrakt (Fettverdauung), zum anderen dient er der Energiegewinnung. Salopp gesagt: Erst mal alles kleinhäckseln, und dann schauen wir, was unser Körper davon gebrauchen kann.

Den ganzen Tag über stecken wir oben etwas hinein und scheiden irgendwann etwas aus. Dazwischen laufen in unserem Körper super spezialisierte Vorgänge ab. Morgens ein Müsli (oder doch lieber ein Brot mit Leberwurst?), mittags Salat mit Hühnchen (oder Chicken Nuggets mit Pommes?), abends Knäckebrot mit Frischkäse und Tomaten (oder Penne all'Arrabbiata?). Der ganze »Stoff«, welche Variante Sie auch immer bevorzugen, landet in unserem Körper und muss verarbeitet werden.

Dieser hochkomplexe Vorgang des Stoffwechsels findet statt, bevor die heißbegehrten Fetttropfen bei unserer kleinen Fettzelle ankommen. Jetzt werden wir die Lücke schließen zwischen dem Moment, in dem wir oben etwas hineingeben, und dem Zeitpunkt, wenn die Lipoproteinlipase auf den Plan tritt, um der Fettzelle ihr Geschenk zu überreichen.

Dazwischen passiert nämlich eine Menge. Und es sind wieder zahlreiche fleißige und schlaue Mitarbeiter am Werk, die dafür sorgen, dass unser Essen (quasi wie bei der Mülltrennung) richtig sortiert und entsorgt beziehungsweise recycelt wird.

Auch bei der Nahrungsaufnahme ist Fett natürlich nicht gleich Fett. Wir nehmen drei verschiedene Lipide auf:

- **Triglyceride** (die Nahrungsfette; eine Mischung aus pflanzlichen Ölen und tierischen Fetten)
- **Cholesterin** (z. B. Innereien, Eier, Butter, Fleisch)
- **Fettsäuren** (gesättigt oder ungesättigt)

Was genau passiert aber mit dem Fett in unserem Körper, das wir aus der Nahrung aufnehmen?

Um es besonders anschaulich zu machen, nehmen wir nicht einfach irgendeine beliebige Nahrung. Wir wählen zwei konkrete Leckerbissen aus. Beziehungsweise: Sie wählen!

Es ist Sommer. Sie sind eingeladen bei den Nachbarn zum Grillen im Garten, und es gibt Hähnchenfilet, Halloumi-Käse, Paprikaspieße, Maiskolben und natürlich – Bratwürste.

Zu diesem Anlass darf es auch mal eine Bratwurst sein, denken Sie? Bitte schön – greifen Sie zu. Die Tischnachbarin ist aber Veganerin und nimmt stattdessen mit Freude die aufgeschnittene Avocado. Und schon plagt Sie das schlechte Gewissen.

Sollten Sie nicht auch auf diese »bösen Fette« in der Bratwurst verzichten? Ist es nicht besser, eine Avocado zu essen? Freuen sich Ihre kleinen Fettzellen nicht viel mehr über etwas »Hochwertiges«? Sie denken dabei sofort wieder an Ihr schönes Auto, das nur Super Plus tankt, und an Sprüche wie »Du bist, was du isst«. Doch ist das wirklich alles so schwarz-weiß? Oder ist es der kleinen Fettzelle eigentlich total egal, welchen Brennstoff wir liefern?

Schauen wir uns zunächst unsere beiden Bissen im Vergleich an:

Die Avocado enthält pro 100 Gramm insgesamt 15 g Fett. Davon 2,1 g gesättigte Fettsäuren und 11,8 g ungesättigte Fettsäuren. Der Cholesterin-Gehalt ist bei 0.

Die Bratwurst enthält pro 100 g 26 g Fett. Davon sind 6 g gesättigte Fettsäuren (also das Dreifache der Avocado) und 9,6 g ungesättigte Fettsäuren.
Hinzu kommt noch Cholesterin, das mit 78 mg zu Buche schlägt.

Sie haben mit der Bratwurst also nicht nur die fettigere Wahl getroffen, sondern es gibt auch in der Zusammensetzung einen deutlichen Unterschied. Am Rande erwähnt sei noch, dass die Avocado Ballaststoffe enthält und wichtige Vitamine (A, D, B12, C, B6) und Spurenelemente (Eisen, Magnesium, Kalzium). Bei der Bratwurst sieht es im Vergleich dazu etwas mau aus. Auch kalorienmäßig ist die Bratwurst die schlechtere Wahl, wobei das hier nicht das Thema ist. Wenn sich die Nachbarin auf der Grillparty drei Avocados reinhaut, dann fahren Sie kalorientechnisch mit einer Bratwurst deutlich besser.

Vom Mund zum Magen

Starten wir also nun unseren Weg von ganz oben. Im Mund. Bereits dort beginnt das zauberhafte Spiel des Fettstoffwechsels. Der Speichel mit seinen Enzymen aus den Speicheldrüsen fängt an, die Nahrung aufzuspalten. Durch den Kontakt mit dem Essen, ja bereits durch den Geruch, wird die Speichelsekretion angeregt, und der Prozess beginnt. Mechanisch wird die Bratwurst (oder Avocado) zwar durch die Zähne zerkleinert, aber schon die im Speichel enthaltenen Enzyme und die Zungengrundlipase spalten die ersten Fette in ihre Einzelteile. (Die Zungengrundlipase ist vor allem bei Neugeborenen und Säuglingen wichtig, da die Bauchspeicheldrüse noch nicht vollständig ausgereift ist, welche die Fette bei uns Erwachsenen spaltet. Sie hat ihren Auftritt in dem ganzen Fettstoffwechsel-Theater jedoch erst später.)

Die Schleimstoffe (sogenannte Muzine) im Speichel machen den Nahrungsbrei gleitfähiger, damit man ihn leichter schlucken kann. Die Enzyme aus dem Speichel begeben sich nun gemeinsam mit dem Nahrungsbrei auf die Reise. Es geht abwärts.

Die Muskulatur in der Wand der Speiseröhre transportiert alles in peristaltischen Bewegungen hinunter in den Magen. Dort wird es auf einen Schlag richtig sauer. Der pH-Wert sinkt auf 1–1,5 ab und steigt mit dem eintreffenden Speisebrei auf Werte von 3–4. (Der niedrige pH-Wert im Magen hat die Funktion, Keime abzutöten und mögliche Bakterien zu vernichten. Daher ist ein niedriger pH-Wert in der Magensäure essenziell wichtig für eine gesunde Magenschleimhaut.) Der Grund für das saure Milieu ist hauptsächlich die Salzsäure, die Enzymvorstufen aktiviert, sobald neue Nahrung eingetroffen ist. Die Zungengrundlipase, die unsere Nahrung als Erstes in Angriff genommen hat, findet die saure Magen-Umgebung übrigens nicht schlimm, sie zeigt sich recht unbeeindruckt und arbeitet fleißig weiter an der Aufspaltung der fetten Bratwurst oder Avocado.

Im Magen erhält sie Verstärkung von der Magenlipase, ebenfalls ein Fett spaltendes Enzym. Sämtliche Enzyme machen nun gemeinsame Sache, zusammen stürzen sie sich auf die Proteine und spalten sie in ihre Einzelkomponenten auf. Das dient der leichteren Transportfähigkeit, außerdem hat der Dünndarm dann später weniger Arbeit.

Aktuell befindet sich im Speisebrei noch nichts Verwertbares für den Körper, das er »rausziehen« könnte. Und unsere Bratwurst ist erst mal nicht von einer Avocado zu unterscheiden. Sie werden beide gleichermaßen mechanisch und enzymatisch zerkleinert.

Nachdem die Enzyme mit ihrer Arbeit fertig sind, werden die Fette durch die Magenmotorik emulgiert und in ihre Einzelbausteine zerlegt: Triglyceride, Cholesterin und Fettsäuren. Das köstliche Mahl wird auseinandergenommen: Das Cholesterin von der Bratwurst, die Triglyceride vom Salatöl und die Fettsäuren aus dem Halloumi müssen sich voneinander trennen.

Fett in seinen Einzelteilen

Bis hierher werden alle Fette (ob Avocado oder Bratwurst) gleich behandelt, sie sind es aber natürlich nicht. Wir alle kennen »gute« und »schlechte« Fette.

Um genau zu verstehen, warum die einen unsere »Freunde« sind und die anderen unter Umständen zum »Feind« werden können, machen wir im Magen kurz Rast und noch mal einen kleinen Ausflug in die Biochemie. Wundersame Vorgänge zeigen sich uns.

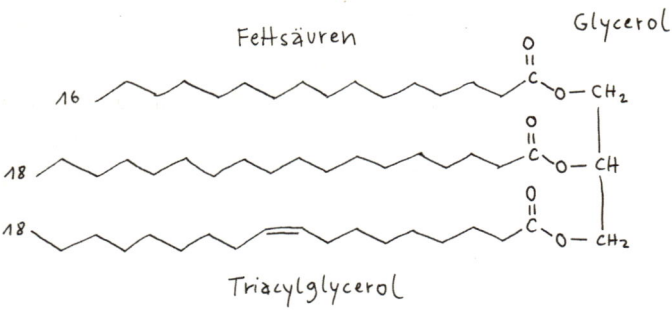

Triglyceride sind sozusagen die elementaren Bausteine dessen, was wir in der Nahrung als »Fett« bezeichnen. Man könnte es auch als »Neutralfett« bezeichnen. Es ist ein Molekül, das aus Glycerin (Zuckeralkohol) und drei (tri!) Fettsäuren besteht. Fettsäuren brauchen in der Regel etwas, an dem sie sich festhalten können. Proteine zum Beispiel oder eben das Glycerin. (Manche Fettsäuren können allerdings auch alleine unterwegs sein, sie brauchen kein Glycerin. Es gibt zum Beispiel Salatöle, in denen sind Fettsäuren enthalten, die nicht an Triglyceriden hängen.)

Grundsätzlich unterscheidet man zwischen mittel- und langkettigen Triglyceriden. Die mittelkettigen Triglyceride (MCT) hängen an Fettsäuren mittlerer Länge und die langkettigen (LCT) an den Fettsäuren großer Länge. Man kann sich das wie einen Drachen an einer langen oder einer kurzen Schnur vorstellen. Unser Fett-Drachen-Modell hat allerdings nicht nur eine Schnur – sondern drei. Der Drachen ist der Korpus, die Schnüre sind die Fettsäuren – und zusammen sind sie ein Triglycerid.

MCT-Fette haben im Vergleich zu LCT-Fetten einen etwas geringeren Brennwert, ihr Energiegehalt ist zehn Prozent niedriger als der von den »langen« Kollegen. MCTs werden also nicht nur anders, sondern auch einfacher verarbeitet.

Die Verdauung und Resorption (die Stoffaufnahme ins biologische System) hängt wesentlich von der Kettenlänge der Fettsäuren ab. Mittelkettige Triglyceride sind im Vergleich zu langkettigen Triglyceriden leichter verdaulich und werden deutlich schneller verstoffwechselt und weiterverarbeitet.

Somit ist es nicht gänzlich egal, ob die Fette aus einer Avocado oder Bratwurst aufgespaltet werden müssen. Die Avocado enthält nämlich mittelkettige Fettsäuren, sie ist für den Fettstoffwechsel einfacher zu händeln. Die Bratwurst hingegen hat die eindeutig längere Schnur.

Gesättigt und ungesättigt

Fettsäureketten können aber nicht nur unterschiedliche Längen haben. Sie unterscheiden sich auch in ihrer »Qualität«. Natürlich haben Sie schon von gesättigten und ungesättigten Fettsäuren gehört. Fett setzt sich nämlich immer aus verschiedenen Fettsäuren zusammen.

Fette mit einem hohen Anteil an gesättigten Fettsäuren erkennt man immer am Aggregatzustand beziehungsweise der Konsistenz. Je fester ein Fett ist (zum Beispiel Butter oder Schmalz), desto mehr gesättigte Fettsäuren enthält es. Sie stecken vor allem in Lebensmitteln tierischen Ursprungs, also zum Beispiel in unserer Bratwurst. Außerdem finden wir die »Gesättigten« in industriell verarbeiteten Lebensmitteln und in großen Mengen auch in Fleisch- und Wurstwaren aller Art. Hier spricht man gerne vom »schlechten« Fett.

Die ungesättigten Fettsäuren haben eine chemische Doppelbindung und dienen unserem Körper in erster Linie zur Energielieferung. Die Doppelbindung macht sie sozusagen stabiler. Sie sind doppelt gemoppelt.

Flüssige Pflanzenöle wie Rapsöl, Nussöl, Leinöl, Distelöl oder Olivenöl stecken voller ungesättigter Fettsäuren, sind also unentbehrliche Bausteine für unseren Körper. Das sind die »Guten«! Sie werden auch schneller verstoffwechselt.

Einfach und mehrfach

Die ungesättigten Fettsäuren sind also eindeutig wertvoller für unseren Organismus. Man unterscheidet darüber hinaus aber noch zwischen einfach ungesättigte Fettsäuren und mehrfach ungesättigte Fettsäuren.

Die einfach ungesättigten Fettsäuren (vorzugsweise in Nüssen) brauchen wir für unsere Zellmembranen. Jede lebende Zelle unserer Körpers braucht diese fetthaltige Schutzhülle. Und wie wir wissen, haben wir Milliarden davon.

Ein weiteres wichtiges Organ, das ohne Fett nicht auskommt, ist unser Gehirn. Es benötigt für die Stabilisierung seiner Zellmembranen und Funktionstüchtigkeit ausreichend Fett.

Auch mehrfach ungesättigte Fettsäuren sind für den Körper essenziell. Denn er kann sie nicht selbständig herstellen, ähnlich wie einige Vitamine. Auch sie müssen von außen zugeführt werden. Zwei der wichtigsten Vertreter davon sind die Omega-3- und die Omega-6-Fettsäuren. Sie müssen mit der Nahrung aufgenommen werden. Omega-3-Fettsäuren sind in Leinöl, Rapsöl oder Fischen (Makrele, Lachs oder Hering) enthalten. Omega-6-Fettsäuren hingegen finden wir in Sonnenblumen- oder Weizenkeim-öl. Wichtig ist darüber hinaus auch die Aufnahme der Omega-Fettsäuren im richtigen Verhältnis. Es müssen fünfmal so viele Omega-6- wie Omega-3-Fettsäuren aufgenommen werden. Ein wichtiger Nebeneffekt der Omega-Fettsäuren ist die anti-entzündliche Wirkung. Studien konnten bei der Einnahme von zwei Gramm Omega-3 pro Tag einen präventiven Effekt für Herzerkrankungen und Diabetes nachweisen.

Natürlich kommen die gesättigten Fettsäuren aber nicht ausschließlich alleine vor, auch in der Bratwurst stecken ungesättigte Fettsäuren. Und beide Arten sind wichtig. Den Grund dafür finden wir in unseren Fettzellen.

Dort sollten die Fetttropfen immer ein bestimmtes Verhältnis von ungesättigt zu gesättigt haben. Und dieses lautet 60:40. Bei Raum- beziehungsweise Körpertemperatur sind wir im Inneren unserer Fettzellen also eher ziemlich flüssig. Das wäre der Idealzustand.

Um dieses Verhältnis zu gewährleisten, brauchen wir sowohl die Gesättigten als auch die Ungesättigten. Was passiert aber, wenn wir zu viele gesättigte Fettsäuren über die Nahrung zuführen?

Fett-Taxi

Fett ist in Wasser nicht löslich. Deshalb brauchen unsere Fettsäuren, wenn sie zu anderen Organen »schwimmen« sollen, einen Transporter. Das machen die Lipoproteine.

Man unterscheidet mehrere Arten, und sie werden anhand ihrer unterschiedlichen Dichte eingeteilt. Ähnlich wie Boxer in verschiedenen Gewichtsklassen kämpfen, so unterscheiden sich die Lipoproteine in ihrer Dichte. Hier sind die beiden prominentesten Fett-Transporteure:

Da gibt es einerseits die Chylomikronen – absolute Fliegengewichte. Sie sind hauptsächlich im Dünndarm unterwegs und bewerkstelligen den Transport von Triglyceriden, Phospholipiden und Cholesterin auf dem Weg zur Leber.

Und es gibt die VLDL (Very low density lipoprotein). Sie sind die Federgewichtsklasse. Sie werden in der Leber synthetisiert, wenn mit der Nahrung mehr Fette und Kohlenhydrate aufgenommen werden, als wir Brennstoff benötigen.

Bei einer idealen Mischung aus gesättigten und ungesättigten Fettsäuren (egal ob einfach, mehrfach oder Omega 3, 6 oder 9), funktioniert das Zusammenspiel aus Fettsäuren und Lipoproteinen. Die LPL sind ziemlich genial, sie können Cholesterin, lang- und mittelkettige Fettsäuren und fettlösliche Vitamine (A, D, E, K) aus der Nahrung binden und weitertransportieren.

Wenn aber zu viele gesättigte Fettsäuren im Blut umherschwirren, sind die Lipoprotein-Shuttles quasi ausgebucht. Die kommen mit dem Transport nicht mehr hinterher. Die Fettsäuren stehen dann am Straßenrand wie bestellt und nicht abgeholt rum. Und dann kommt die Polizei. Für die stellen diese Fettzellen nämlich ein großes Problem dar. Sie behandeln die gesättigten Fettsäuren wie Eindringlinge. Also nehmen die Makrophagen (Immunzellen) sie vorübergehend auf (in Gewahrsam!) und speichern sie. Und was passiert dann? Sie verursachen eine Entzündungsreaktion!

Gesättigte Fettsäuren sind also der Grund, warum es uns nicht egal sein darf, ob wir eine Bratwurst nur selten essen und eine Avocado oft die bessere Wahl wäre. Prinzipiell kann der Körper zwar fast alles verwerten, aber nehmen wir zu viele tierische Fette mit der Nahrung auf, kommt es zu einem Überschuss von gesättigten Fettsäuren, und unsere Makrophagen müssen ihre Aufgabe als Polizei wahrnehmen. Also: Nicht alle gesättigten Fettsäuren sind böse, und nicht alle ungesättigten Fettsäuren sind gut. Auf das Mischungsverhältnis kommt es an.

Transfettsäuren

Neben diesen langen und kurzen, einfachen, mehrfachen, gesättigte und ungesättigten Fettsäuren gibt es noch eine spezielle Gruppe: Die *trans Fettsäuren*. Und die müssen wir uns genauer anschauen.

Transfettsäuren sind ungesättigte Fettsäuren mit mindestens einer Doppelbindung zwischen zwei Kohlenstoffatomen. In der menschlichen Ernährung findet man Transfettsäuren in Milchprodukten, Fleisch- und Wurstwaren und künstlich hergestellten Produkten. Sie gelten als Mitverursacher von koronaren Herzkrankheiten (Arteriosklerose, Herzinfarkt). Ungesättigt und trotzdem gefährlich? Warum ist das so? Hier hat sich eine biochemische Verbindung querstellt, und durch die Doppelbindung wurde aus gut sozusagen böse.

Natürlicherweise entstehen Transfettsäuren in Milchprodukten durch Mikroorganismen im Magen von Wiederkäuern, dort werden Fettsäuren aus der aufgenommenen Nahrung hydriert, also chemisch verändert. In der Milch sind drei bis sechs Prozent aller Fettsäuren Transfettsäuren.

In der Lebensmitteltechnologie wurde die Hydrierung dazu verwendet, die Textur von Ölen zu verändern. Aus flüssigen Ölen sollte streichfähige Margarine gemacht werden. Transfettsäuren entstehen aber auch, wenn sich Fett thermisch verändert: Also beim Erhitzen (frittieren, braten und grillen).

Und nun sind wir wieder bei der Bratwurst. Die Avocado wurde zwar vielleicht einmal um den Globus transportiert, aber definitiv nicht gegrillt. Somit nehmen wir mit ihr alle Fette in unbehandeltem Zustand auf.

Die Bratwurst besteht zum einen aus tierischen Fetten und wird zudem noch gewaltig erhitzt. Richtig trans-fett!

Und auf Transfettsäuren müssen wir ein Auge haben: Sie bewirken eine Erhöhung an LDL-Cholesterin im Blut und senken das HDL-Cholesterin.

Achtung, Cholesterin?!

Womit wir bei dieser ungeliebten fettähnlichen Substanz wären, vor der wir uns alle so fürchten. Dabei ist sie lebenswichtig!

Cholesterin ist sozusagen überall! In Käse, Butter, Milch, Sahne, Hackfleisch, Würstchen, in Fertiggerichten und Gebackenem.

Cholesterin ist der dritte Baustein des Nahrungsfettes. Und das wird wirklich ständig von uns Ärzten gemessen. Ein zu hoher Cholesterinspiegel bedeutet oftmals ein erhöhtes Risiko an Herzerkrankungen, Herzinfarkt oder Schlaganfall. Man unterscheidet dabei das HDL (High density lipoprotein) vom LDL (low density lipoprotein).

HDL = gut, LDL = schlecht?

HDL repräsentieren sozusagen die guten Lipoproteine. Sie sind die Schwergewichte unter den Fett-Transporteuren und können viel für unsere Gesundheit leisten und eine ganze Menge wiedergutmachen. Das HDL dient im Rahmen des Cholesterinstoffwechsels als »Saubermacher«. Es räumt überschüssiges Cholesterin aus den peripheren Geweben (zum Beispiel von den Wänden der Blutgefäße) weg und bringt sie zurück zur Leber.

Das LDL-Cholesterin ist aber nicht nur böse. Seine physiologische Aufgabe ist es, den Transport von Cholesterin aus der Leber in alle anderen Gewebe zu bewerkstelligen. Dort wird das Cholesterin gebraucht, um verschiedene Hormone und auch Vitamin D herzustellen. Es besteht zu circa fünfzig Prozent aus Cholesterin und zum Rest aus Proteinen und Phospholipiden. Das funktionell sehr wichtige Apolipoprotein B-100 dient als Ligand (Schlüssel) für die auf den Zellmembranen der Zielzellen vorhandenen LDL-Rezeptoren (Schlösser). Das LDL bringt also nicht nur Cholesterin mit, sondern auch gleich einen ganzen Werkzeugkasten, um es in die Zielzelle einzubauen. Genial, oder?!

Es kommt also wie immer auf die Menge an. Günstig sind also Gesamtcholesterinwerte, bei denen der Anteil an LDL relativ niedrig, der an HDL dagegen hoch ist. Denn ist genug HDL im Blut vorhanden, kann es das »schlechte« LDL entsorgen.

Der Grund, warum erhöhte LDL-Werte und erniedrigte HDL-Werte für ein erhöhtes Risiko für koronare Herzkrankheiten verantwortlich sind, liegt laut DGE (Deutsche Gesellschaft für Ernährung) an der erhöhten Zufuhr von Transfetten.

Die Evidenz für einen Zusammenhang zwischen steigender Aufnahme von Transfettsäuren und einem erhöhten Risiko, an Adipositas (Fettleibigkeit) zu erkranken, wurde von der DGE ebenfalls als hoch wahrscheinlich eingestuft.

Und da wären wir wieder bei unserer Gefäßwand. Können die Körperzellen kein weiteres LDL-Cholesterin mehr aufnehmen und verarbeiten, kann es sich in den Gefäßwänden einlagern. Dann plagen sich die Polizistenzellen mit den überschüssigen

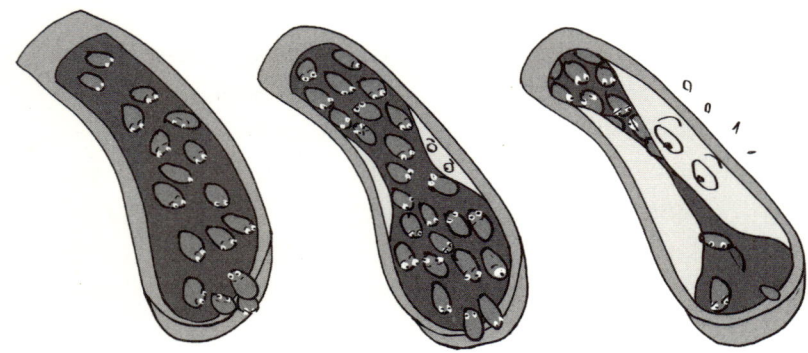

abgelagerten Fettspuren rum und bleiben am Ende an den Gefäßwänden haften. Plaques und Atherosklerose sind die Folgen.

Tatsächlich brauchen unsere Zellen aber auch Cholesterin. Es ist
ebenfalls ein essenzieller Bestandteil aller Zellmembranen und
dient als Ausgangssubstanz für die Herstellung von Hormonen
(Adrenalin, Cortison, Testosteron, Östrogen, Progesteron), Gallensäuren und Vitaminen.
    Auf die Zufuhr von Cholesterin gänzlich zu verzichten wäre
also ungefähr so sinnvoll wie, beim Hausbau auf Zement zu verzichten.

Vom Magen zur Zelle

Kommen wir zum Stoffwechsel zurück. Dazu müssen wir nun
den Magen allmählich verlassen. Sämtliche Enzyme haben gute
Arbeit geleistet. Dem Magen ist es tatsächlich noch relativ egal,
was da zum Aufspalten kommt. Der zerkleinert mit Hilfe der En-

zyme einfach alles stoisch in seine Einzelteile. Aber er freut sich, wenn die Teile möglichst mittelkettig und gut zerlegbar sind, weil sie dann schneller weiterverarbeitet werden können.

Bis zu diesen Zeitpunkt hat unsere kleine Fettzelle übrigens noch keinen einzigen Fetttropfen erhaschen können. Die muss noch warten – aber keine Sorge, die bekommt noch ihr Fett! Der Magen hat einen kleinen Pförtner. Nennen wir ihn Herrn Pylorus. Der sitzt, ausnahmsweise nicht am Eingang, sondern am Ausgang und kontrolliert, ob der Magenbrei auch ausreichend zerkleinert und vorbereitet wurde, manchmal schickt er auch etwas zurück in die andere Richtung, wenn ihm nicht gefällt, was da ankommt. Das ist dann eher unangenehm für uns.

Das könnte am Ende des Grillabends passieren, läge aber wohl weniger an der Bratwurst und Avocado, sondern eher an alkoholischen Getränken. Wurst und Avocado gefallen ihm nämlich, und der Magenpförtner lässt sie nach ein paar Stunden passieren.

Unser Nahrungsbrei darf nun weiterwandern. Jetzt geht's in den Dünndarm. Juhu, denken sich endlich die Fettzellen, die jetzt eine Info bekommen, dass es bald Arbeit gibt. (Denken Sie an die Darm-Gehirn-Fett-Achse und die vielen fleißigen Pressesprecher, die mit dem Gehirn kommunizieren).

Der Dünndarm bekommt vom Magen die Fette zwar schon in Einzelteilen. Das heißt aber nicht, dass er selber nichts mehr zu tun hat, im Gegenteil. Er ist ein wahrer Zauberkünstler, der ein Hormon (Cholecystokinin) bildet, welches dafür sorgt, dass sich zwei weitere Verdauungsorgane einschalten. Die Bauchspeicheldrüse und die Gallenblase. Meistens hören wir nur von diesen beiden Organen, wenn etwas mit ihnen nicht stimmt. Sie sind jedoch enorm wichtig im Fettstoffwechsel, weil die Bauchspeicheldrüse Lipasen (also Enzyme, die Fette aufspalten) in den Dünndarm abgibt. Die Gallenblase wiederum ist ein Speicherorgan. Sie schüttet ihre gespeicherte Gallensäuren aus. Gallensäuren klingen erstmal abstoßend eklig. Sind sie aber ganz und gar nicht. Sie sind wie kleine Edelsteine in der chemischen Struktur und auch mindestens genauso wertvoll. Der Körper findet sie sogar so wertvoll, dass er einen Recycling-Mechanismus geschaffen hat. Bevor es weiter in den Dickdarm geht, wird nämlich die Gallensäure zur Speicherung zurück in ihre heimatliche Blase geschickt, damit sie am Ende der Fettstoffwechselkette ihre »Edelsteine« wieder zur Verfügung hat: für die nächste Bratwurst oder Avocado. Nun schießen also die Gallensäuren von der Gallenblase und die Enzyme aus der Bauchspeicheldrüse ein. Was genau machen die nun mit unseren Fetttröpfchen aus Avocado und Bratwurst? Die Gallensäuren wirken wie Emulgatoren und bilden einen kleinen Mantel um die Nahrungsfette, die sogenannten Mizellen. Die sehen nun aus wie eine Drachenfrucht. Rund und außen mit sternförmigen Ausläufern. Die kleinen Mizellen-Pakete können von dem Bauchspeicheldrüsenenzym, der Pankreaslipase, weiter verarbeitet werden, Unsere Trilyceride werden in noch feinere Fettsäuren zersetzt.

Wir sollten auf unsere Gallenblase insofern aufpassen und sorgsam mit ihr umgehen: also nicht zu fettig essen. Wir brauchen ihre Gallensäuren wirklich dringend. Denn was passiert, wenn wir auf einmal zu fasten beginnen, überhaupt nichts Fettiges mehr essen und die Edelsteine plötzlich nicht mehr gebraucht werden? Wir bekommen Gallensteine. Und die lagern sich in der Gallenblase ab und können richtig fiese Bauchschmerzen machen.

Aber auch umgekehrt gilt: Durch falsche Ernährung mit zu viel Cholesterin und gesättigten Fettsäuren entsteht irgendwann ein Ungleichgewicht zwischen Cholesterin und Gallensäuren. Zu wenig Gallensäure und zu viel Cholesterin führen zu Cholesterinsteinen. Dann bildet das Cholesterin kleine Klumpen, und irgendwann kann so ein Klümpchen den kleinen Gallengang blockieren und dieser sich entzünden. Die Folgen sind starke krampfartige Bauchschmerzen, und manchmal ist eine operative Entfernung der Gallenblase unumgänglich.

Wir aber haben (hoffentlich) einen voll funktionsfähigen Organismus, wo gerade der Fettstoffwechsel auf Hochtouren läuft. Und jetzt trennt sich die Spreu vom Weizen! Ab hier überholt die schnelle Avocado die lahme Bratwurst. Sie wird am Ende das Rennen gewinnen! Und das liegt an den lang- beziehungsweise mittelkettigen Fettsäuren.

MCTs sind wasserlöslich, sie brauchen keine Gallensäure, und es bedarf auch keiner Spaltung durch die Pankreaslipase. Sie nehmen daher eine Abkürzung und flitzen direkt in die Leber. Durch die schnelle MCT-Verstoffwechselung steht dem Körper die Energie auch in kürzerer Zeit zur Verfügung. Außerdem wird MCT teilweise in Ketonkörper (eine Art Treibstoff) umgewandelt und sorgt so für ein Sättigungsgefühl.

Langkettige Fettsäuren hingegen können ohne Gallensäure nicht verstoffwechselt und verdaut werden. Die Bratwurst muss auf die Gallensäure warten und kann der Avocado nur noch nachwinken.

Und natürlich erinnern Sie sich an dieser Stelle:
- Avocado = mittelkettige Fettsäuren
- Bratwurst = langkettige Fettsäuren.

Letzte Station: Dickdarm

Der Ordnung halber werfen wir noch einen Blick in den Dickdarm. Da ist aber fettstoffwechselmäßig nicht viel los. Finden sich hier noch Fettsäuren, die nicht aufgespalten und verstoffwechselt wurden, landen sie im Stuhl. (Das könnte der Fall sein, wenn die Bauchspeicheldrüse nicht genug Enzyme bilden konnte. Das führt dann langfristig zu sogenannten Fettstühlen. Alle Fette, die nicht richtig verarbeitet werden können, werden im wahrsten Sinne des Wortes nach unten weitergereicht.)

Shuttle zur Fettzelle

Alle anderen Fettsäuren werden an der Dünndarmwand von unseren Transporteuren in Empfang genommen und weiterbefördert. Die Reise setzt sich fort. Und als Mizelle können sie die Darmwand super passieren, das wäre vorher gar nicht gegangen.

Man kann sich das wie einen Schwimmreifen vorstellen, den die Fette angezogen bekommen, um nicht in ihre Einzelteile zu zerfallen. Damit schwimmen sie durch die Darmwand und werden auf der anderen Seite von den Blutgefäßzellen in Empfang genommen. Den Schwimmreifen geben sie wieder zurück und bekommen stattdessen ein neues Gewand, eine neue Hülle, mit der sie dann über die Lymphgefäße in die Blutbahn gelangen.

Nun schwärmen die Fettsäuren aus. Wo auch immer sie gebraucht werden: Gehirn, Lunge, Herz, Organe. Zum Po, an den Bauch oder zu den Hüften. Nach einer langen und anstrengenden Reise kommen sie endlich an ihr Ziel – zu unseren Fettzellen.

Und dort wartet schon ein altbekannter Freund auf sie am Gartenzaun – die Lipoproteinlipase. Die nimmt das Paket an, packt es aus und schenkt unserer kleinen Fettzelle die Fetttropfen. Am besten im Verhältnis 60:40 (ungesättigt : gesättigt).

Nun wissen Sie also, was mit den Fetten aus der Bratwurst und der Avocado im Detail passiert. Die Bratwurst ist eindeutig schwerer abzubauen. Sie ist langsamer und bringt außerdem

Transfette mit sich, die wir in großen Mengen vermeiden sollten. Weil sonst die Makrophagen-Polizei zum Einsatz kommt. Eine Avocado können wir leichter und schneller verarbeiten. Man hat weniger Völlegefühl und geht schlichtweg beschwingter durchs Leben.

Darauf können wir achten:
- Mehr ungesättigte als gesättigte Fettsäuren zu uns nehmen
- Mittelkettige Fettsäuren bevorzugen (Öle)
- Auf das Verhältnis kommt es an!
- Langkettige und gesättigte sind mit Vorsicht zu genießen (Eier, Fleisch, Schokolade)
- Zu viele Transfettsäuren vermeiden!

Es ist also zum einen die Wertigkeit des Öls, die uns interessieren sollte. Hochwertige Öle, also ungesättigte Fettsäuren, machen hochwertige Biomembranen als Trennschicht zwischen dem Inneren einer Zelle und dem Außenraum. Sie erinnern sich, auch unser Gehirn braucht Fett, unsere Zellmembranen wollen nämlich stabil und gelenkig bleiben.

Wir tun unserem Körper mit hochwertigem Öl kurz gesagt einen Gefallen und helfen den Lipoproteinen bei der Aufnahme, dem Transport und der Verstoffwechselung. Wenn die aber mit zu viel schlechtem Fett überlastet sind, dann gibt's Probleme.

Außerdem müssen wir die Transfettsäuren im Auge behalten! Langfristig kommt es zur Ablagerung an den Gefäßwänden, und das Risiko für eine Herzerkrankung steigt.

LDL- und HDL-Marker im Blut sind ein Biomarker, anhand dessen wir abschätzen können, wie es um unseren Fettstoffwechsel steht. Ein leicht erhöhter LDL-Spiegel ist dann nur halb so wild, wenn wir auch ein hohes HDL im Blut haben.

Fett macht also nicht gleich fett. Fett ist wichtig – und wir haben es in der Hand, welches Fett wir dem Körper zuführen.

FAZIT

Beim Nahrungsfett gelten ein paar einfache Regeln:

Flüssig ist besser als fest.

Lieber pflanzlich als tierisch.

Besser frisch als verarbeitet.

Schonend zubereitet statt heiß erhitzt.

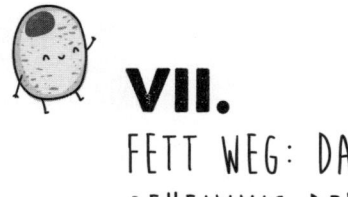

VII.
FETT WEG: DAS GEHEIMNIS DER LIPOLYSE

Und tschüs, liebes Fett!

Es ist also langfristig ganz und gar nicht »Wurst«, ob wir eine Avocado oder etwas tierisch Fettig-Gebratenes vom Grill in unseren Organismus reinschaufeln. Doch wie verhält es sich mit dem Abbau derselben?

Unsere Fettzelle nimmt permanent gehaltvolle Pakete entgegen. Was ist drin? Ungesättigte und gesättigte Fettsäuren. Mittel- und langkettige Fettsäuren. Sie soll sie im Idealfall 60:40 einbauen, also mehr ungesättigte als gesättigte. Eigentlich simpel. Aber damit ist es natürlich nicht getan, schließlich soll sie die Fettsäuren auch wieder hergeben. Da die weiße Fettzelle aber so wahnsinnig gerne speichert – das steht in ihrer Stellenbeschreibung – braucht es ein ausgeklügeltes System, damit sie ihre fettigen Schätze freiwillig mit anderen teilt.

Es gibt im Englischen den Spruch »One minute on the lips – a lifetime on the hips«. Was so viel bedeutet wie: Für einen kurzen Augenblick Genuss auf den Lippen, müssen wir ein ganzes Leben lang den Speck auf der Hüfte in Kauf nehmen. Ist es denn wirklich so übel? Werden die kleinen Sünden sich nicht irgendwann vom Körper verziehen?

Nachdem wir die Avocado und die Bratwurst durch unseren

Körper begleitet und in ihre Einzel(fett)teile zerlegt haben, wissen wir, dass es eben nicht egal ist, was zur Fettzelle angeliefert wird. Unsere Fettzellen wachsen über sich hinaus und bauen die angelieferten Fettsäuren fleißig ein. Und dann kann das Verhältnis schon mal in Schieflage geraten. Daher ist der Abbau derselben mindestens genauso wichtig.

Fett und Zucker – eine verhängnisvolle Affäre

Wenn wir über Fettabbau sprechen, müssen wir uns kurz dem Zucker zuwenden. Denn der spielt natürlich eine große Rolle – insbesondere, wenn wir abnehmen wollen. Nur in seltenen Fällen trinken wir reines Olivenöl oder essen reinen Traubenzucker. In den meisten Lebensmitteln stecken sowohl Fette als auch Kohlenhydrate. Und die bestehen aus Zuckermolekülen. Daher tritt das Insulin praktische IMMER auf den Plan, wenn wir Nahrung zu uns nehmen. Die Bauchspeicheldrüse schüttet Insulin aus den Beta-Zellen aus, und es kommt zu einer raschen Verteilung der Fette und Kohlenhydrate. Fettsäuren und Zucker schaukeln sich dabei gegenseitig hoch. Kohlenhydrate sind sehr einfach zu verstoffwechseln, sie liefern »schnelle« Energie und werden sofort an Muskeln und Gehirn weitergegeben. Zucker findet unser Organismus ziemlich sexy, man kann ihn viel leichter aufnehmen, abspalten und weiter verarbeiten. Deshalb stürzt sich unser System erstmal auf den Zucker, die »Verbrennung« der Fettsäuren in den Zellen ist im Vergleich dazu viel aufwendiger.

Die Fette hingegen werden gespeichert und eben für hungrige Zeiten aufbewahrt. Es ist ein ausgeklügeltes System, das aber dann ins Straucheln geraten kann, wenn wir zu viel Zucker und insgesamt zu viel hochkalorische Nahrung zu uns nehmen.

Wollen wir ein paar Kilo verlieren, werden also zuerst unsere Zuckerreserven angegriffen. Die halten für knapp 48 Stunden. Erst danach ist die gespeicherte Zuckerreserve (Glykogen) in der Leber aufgebraucht. Je nach Geschlecht und Statur sind das circa 200 bis 350 Gramm. Zucker ist zwar die erste Wahl, aber wenn wir Sport treiben, verbrennen wir Zucker UND Fettsäuren. In anderen Worten: Die Zuckerreserven werden zuerst »vernichtet«, aber tatsächlich läuft auch meistens schon parallel die Fettverbrennung ab.

Das Gehirn hat in dieser Hinsicht übrigens immer Vorrang und kriegt den Zucker, solange wir welchen haben. Erst danach werden freie Fettsäuren herangeschafft, um das Gehirn, die roten Blutkörperchen und unser ganzes System am Laufen zu erhalten. Damit kämen wir ungefähr zwei Wochen über die Runden, wenn wir genügend zu trinken hätten. Diese Extremsituationen sind in unseren Breiten Gott sei Dank selten geworden. (Es sei denn, man fastet freiwillig ...)

Nach diesem kurzen Ausflug in die Welt des Zuckers kehren wir nun wieder zum Fett zurück.

Drei Fettsäuren auf Reise

Fettsäuren sind amphiphil, das bedeutet, dass sie einen fett- und einen wasserliebenden Anteil haben. Werden sie benötigt (Signal durch körperliche Aktivität und Hunger), gibt die Fettzelle sie ab, und sie werden an den Ort gebracht, an dem wir sie brauchen (zum Beispiel Muskeln oder Gehirn).

In der Praxis: Sie helfen Ihren Freunden beim Umzug, und während Sie gerade die dritte Kiste in den zweiten Stock schleppen, werden Ihre Fettzellen aufgefordert, unbedingt ein paar Fettsäuren abzugeben. Die müssen nämlich in Energie umgewandelt werden – und die können Sie gerade echt gut gebrauchen!

Wie kommen die nun in die Muskeln? Na klar: Mit Hilfe der Transportmoleküle – unsere Lipoproteine.

Auch hier gilt: Mittelkettige Fettsäuren brauchen kein Taxi, sie können sich im Blut frei bewegen. Nur die langkettigen sind auf unser körpereigenes Transportunternehmen angewiesen. Nun verlassen die Fettsäuren ihre Heimatzelle (wie auch immer, zu Fuß oder mit dem Taxi), und das bedeutet zunächst: Die Fettzelle schrumpft. Logisch. Sind ein paar Kinder aus dem Haus, haben wir mehr Platz.

Wird dann abends allerdings die nächste Bratwurst angeliefert, geht das Spiel von vorne los: Fettsäuren werden mit dem Blut angeliefert und als Triglyceride in den Fettzellen gespeichert. Solange es ein Gleichgewicht gibt zwischen diesen beiden Prozessen, besteht kein Grund zur Sorge, es kommt weder zur Gewichtsabnahme noch zur Gewichtszunahme.

Bleiben wir aber bei der Lipolyse, also dem Fett**abbau**.

Die weiße Fettzelle selbst verbrennt das Fett gar nicht, sondern gibt es an die Organe ab, die freie Fettsäuren verstoffwechseln können. Frei sind sie, wenn sich also alle drei Fettsäuren vom Glycerin losgelöst haben und sich auf den Weg machen – wo immer sie auch hinbestellt werden.

Bei unserem normalen täglichen Verbrauch kommunizieren die hormonellen Pressesprecher Adiponektin und Leptin die Füllstände ans Gehirn, und dann werden Fettsäuren geliefert (oder eben nicht). Das Glycerin wandert ins Blut, die Fettsäuren werden nun dem Abbauzyklus zugeführt.

Kommt es nun zu einer stärkeren Abgabe von Fettsäuren aus

dem Fettgewebe, als in anderen Organen gebraucht wird, so steigt die Konzentration an freien Fettsäuren im Blut an. Dafür gibt es zwei Anlässe: Sport und Diät.

Wir können unsere Lipolyse also durch Bewegung und Training ordentlich antreiben. Das geschieht aber auch, wenn wir »Kohldampf« schieben. Also bei einer stark kalorienreduzierten Diät. Nun wird nämlich (Nor-)Adrenalin ausgeschüttet. Hunger bedeutet für unseren Körper schlicht Stress.

Das sympathische vegetative Nervensystem mit seinen Neuronen und Nervenfasern durchzieht unser Fettgewebe, und bei Hunger werden Botenstoffe wie zum Beispiel Noradrenalin ausgeschüttet. Weiße Fettzellen mobilisieren daraufhin ihr gespeichertes Fett und stellen die Fettsäuren im Blutkreislauf dem Körper zur Verfügung. Da wir täglich einen Grundumsatz von circa 1500 Kilokalorien haben, werden diese Fettsäuren natürlich überall gebraucht und somit auch verarbeitet.

(Aber mal ganz ehrlich: Wie lange halten Sie das Hungern durch? Und was glauben Sie, funken die Pressesprecher unaufhörlich ans Gehirn? Die drehen ja komplett durch! Vielleicht ist Bewegung und fettzellenfreundliche Nahrungsaufnahme ja doch die bessere Wahl?)

Die Lipolyse ist also der Weg ins Glück. Zurück zur Traumfigur, die Speckrollen verschwinden, der Gürtel sitzt wieder lockerer, und die Hose spannt nicht mehr.

Fett-Spalter

Noch einmal zur Rekapitulation: Die Fettzelle speichert ihre Goldpakete in Form von Triglyceriden in ihrer Fettvakuole. Das sind die Pakete bestehend aus drei Fettsäuren und dem Glycerin.

Die im Fettgewebe ablaufende Lipolyse gliedert sich dabei grob gesagt in drei Schritte: Bei jedem Schritt verliert unser Triglycerid-Molekül eine Fettsäure. Alle drei Schritte werden von Enzymen durchgeführt, die in der Fettzelle selbst schlummern. Verrückt, nicht wahr? Sie besitzt sozusagen ihren eigenen Apparat, der sie kleiner und kleiner macht. Daran erkennt man mal wieder, dass unsere Fettzellen es eigentlich gar nicht so böse mit uns meinen. Sie geben gerne und freiwillig etwas von ihren Goldpaketen ab, wenn wir es benötigen oder verlangen.

Für die enzymatische Spaltung sind drei (aller guten Dinge offenbar) Enzyme zuständig, die aber erst mal geweckt werden müssen. Eines der Enzyme ist die Hormonsensitive Lipase (HSL). (Der Vollständigkeit halber hier noch die anderen beiden: Adipöse Triglycerid Lipase, Monocylglycerin Lipase.)

Wir wollen uns aber die HSL genauer anschauen, denn sie hat den größten Einfluss auf die Lipolyse. Wie der Name bereits verrät, ist sie extrem sensibel und reagiert auf äußere Hormon-Einflüsse. Wie zum Beispiel Adrenalin, Insulin und Katecholamine.

Adrenalin und Katecholamine bewirken einen Fettabbau, sozusagen eine Steigerung der Lipolyse. Das Insulin hingegen (der Onkel mit den Süßigkeiten) möchte, dass die Fettzellen wachsen und von der Lipoproteinlipase dauernd ordentlich versorgt werden. Es hemmt also den Fettabbau.

Die Adrenalin- und Katecholaminwirkung ist notwendig, damit wir bei Bedarf immer sofort Energie geliefert bekommen. Eine uralte biochemische Einrichtung, wenn wir mal wieder auf die Jagd gehen mussten. Sechs Stunden lang ein Gnu zu verfolgen war harte Arbeit, und das alles nur, um eine Mahlzeit auf den Tisch zu bekommen. Damit der Körper dabei nicht seine eigene wertvolle Muskulatur angreift, muss ein zuverlässiger Mechanismus einsetzen, der zuerst die Fettzellen anzapft. Das ging damals wie heute am einfachsten über das Adrenalin und die Katecholamine (auch deshalb Fight & Flight-Hormone genannt).

Adrenalin wird natürlich nicht nur bei der Gnu-Jagd ausgeschüttet, sondern auch beim Sport. Kaum haben wir die ersten hundert Meter Jogging hinter uns, geht es ganz schnell: In der Fettzelle wird die Hormonsensitive Lipase durch das Adrenalin aktiviert, die Enzyme der Lipolyse laufen auf Hochtouren. (Nach seiner Ausschüttung wird das Noradrenalin übrigens von den Nervenenden wieder aufgenommen und mit Hilfe eines speziellen Enzyms abgebaut.)

Im ersten Schritt wird eine Fettsäure abgespalten, im zweiten Schritt die zweite und im dritten Schritt die dritte, bis das Glycerin plötzlich ganz nackt dasteht. Das wird dann auch übers Blut vom Cholesterin (VLDL) zur Leber zurück transportiert. Alles wird verwertet, und das ist gut so.

Wie geht es nun weiter? Die nette Fettzelle trennt sich also Schritt für Schritt von ihren Fettsäuren und gibt sie in die Blutbahn ab. Auch deshalb ist ein guter Anschluss an das Gefäßsystem immens wichtig. Wie in einem Logistikzentrum werden ständig Pakete aus dem Blut in das Gewebe abgegeben und aufgenommen. Unsere Blutgefäße sind in diesem Sinne die reinsten Frachtwege, auf denen unterschiedliche Lipoprotein-Taxis ihre fette Fracht durch die Gegend verschiffen. Sie transportieren die Triglyceride dabei eben nicht nur hin, sondern später als einzelne freie Fettsäuren auch aus den Fettzellen ab.

An Ort und Stelle angekommen, hüpfen die Fettsäuren zu den Zellen, die mit Energie unterversorgt sind und auf dieses Rettungspaket schon sehnsüchtig gewartet haben. (Auch hier erinnere ich noch mal gerne an die mittel- und langkettigen Fettsäuren! Ohne Transportbedarf ist man schneller!) Am Ziel angekommen, beginnt die sogenannte Beta-Oxidation in den Mitochondrien der Zielzellen.

Die eigentliche Verbrennung findet also nicht in der Fettzelle statt. Dort wird nur aufgenommen und abgegeben, Verbrennung passiert lediglich für den Eigenbedarf.

Fett-Vernichter

Die Beta-Oxidation ist der Prozess, in dem die Fettsäuren endgültig aufgelöst werden. Nun können sie verstoffwechselt werden, und der Körper kann sie zur Energiegewinnung verwenden. Die Bausteine, die dabei herauskommen, heißen Ketonkörper. Der ein oder andere von Ihnen hat bestimmt schon einmal das Wort Ketose gehört oder gelesen:»Man muss in die Ketose kommen.« Vielleicht hat Ihnen auch schon mal jemand von einer ketogenen Ernährung berichtet. Doch was ist das genau?

Zunächst einmal: Ketose ist ein Stoffwechselzustand. Gerne auch Hungerstoffwechsel genannt. Es kommt immer dann zur Ketose, wenn der Körper auf Fett anstatt auf Zucker zur Energiegewinnung zurückgreift. Dieser Vorgang nennt sich Beta-Oxidation.

Durch die Beta-Oxidation entstehen nämlich drei verschiedene Ketonkörper: Hydroxybutyrat, Acetoacetat und Aceton. Die Zellen müssen die Fettsäuren mittels Beta-Oxidation aufdröseln. Erst dann bekommen sie die wertvollen Ketonkörper.

Hydroxybutyrat und Acetoacetat kann der Körper als Treibstoff benutzen, aber für das Aceton hat er keine Verwendung. Es ist ohnehin nur in geringen Mengen vorhanden, das abgeatmet oder über die Haut freigegeben wird.

Ketonkörper sind unsere Risikolebensversicherung. Kommen

wir in eine extreme Lebenssituation, in der wir nichts zu essen haben, dann brauchen wir die Ketonkörper, um zu überleben. Das System greift auf unsere Vorräte zurück.

Im Prinzip läuft der Fettabbau jedoch automatisch ab. Ein Geben und Nehmen. Nur wir selber hemmen häufig die Lipolyse, indem wir einfach zu viel Fett zu uns nehmen.

Die Fettzelle baut alles ein und speichert es, das ist ihr Programm und für unser Überleben wichtig. Aber der Abbau gehört auch dazu, dagegen wehrt sie sich nicht. Dazu müssen wir aber den Fettzellen signalisieren, dass sie Fettsäuren abgeben soll, damit die in den Zielzellen »vernichtet« werden können. Hier ist also »Bewegung« das Zauberwort! (Joggen, Walken, Gartenarbeit oder öfter mal jemandem beim Umzug helfen!)

Mal kurz zusammengefasst:
Adrenalin und Katecholamine werden ausgeschüttet (durch Sport oder Hungergefühle). Die Hormonsensitive Lipase in unserer Fettzelle wird aktiviert, die drei Fettsäuren wandern nacheinander zu den Zielzellen, wo die Verbrennung in den Mitochondrien mittels Beta-Oxidation stattfindet. Die Ketonkörper werden freigesetzt, wir haben Energie gewonnen und drei Fettsäuren verloren. Hurra!

Doch nun die Kehrseite der Medaille: Viel eher ist leider das andere Extrem der Fall: Wir trinken öfter abends mit Freunden ein Bierchen, essen Currywurst und andere leckere »fettgesättigte« Nahrungsmittel und häufen dadurch massig freie Fettsäuren im Blut an. Das wiederum mag unser Blut nicht. Es sollten sich dort nämlich nur so viele freie Fettsäuren aufhalten, wie auch weiter transportiert werden können, um dann am Ziel »verbrannt«, also in Energie umgewandelt, zu werden. Und wir wissen ja bereits, was passiert, wenn zu viele ziellose Fettsäuren in den Blutgefäßen rumhängen: Alarm!

Wegen Überfüllung geschlossen!

Gehen wir also nun zur kleinen Fettzelle zurück und schauen uns an, was passiert, wenn da zu viel oder zu viel »schlechtes« Zeug angeliefert wird, und das Verhältnis zwischen ungesättigten und gesättigten Fettsäuren plötzlich nicht mehr stimmt. Die ungesättigten werden nun bevorzugt behandelt, weil sie einfacher und beweglicher sind. Außerdem kommen sie schneller an, weil die mittelkettigen ja kein Taxi brauchen. Nun werden die Fettsäuren in die kleine Fettzelle eingebaut.

Die gesättigten Fettsäuren werden schon vorher vermehrt von der Makrophagen-Polizei aufgeladen, weil sie kein Lipo-Taxi erwischt haben und einfach irgendwo in den Blutgefäßen oder im Fettgewebe rumlungern.

Solange die Fettzelle ausreichend Kapazität hat, nimmt sie die Fettsäuren noch auf. Was aber geschieht mit den ankommenden Fettsäuren, wenn alle Zellen ihre Maximalgröße (circa 200 µm) erreicht haben?

Die Fettzelle möchte ja nicht platzen, aus Gründen des Selbstschutzes macht sie – im wahrsten Sinne des Wortes – dicht. Da kann Onkel Insulin noch so viel Zeug ausschütten, die Tante mit den Fettpaketen ist machtlos, weil die Zellen-Tür verriegelt ist. Die Lipoproteinlipase wird gewissermaßen in den Urlaub geschickt, und die freien Fettsäuren schwirren im Blut rum. Es findet keine Zulieferung mehr statt. Statt Fettsäuren aus dem Blut weiter aufzunehmen, werden nun sogar weitere von den Fettzellen freigelassen. (Wie gesagt: Fettzellen sind ja nicht doof!)

Nun besteht die Gefahr einer Insulinresistenz. Eine Vorstufe des Diabetes mellitus. Denn die direkte Folge ist erst mal eine Überproduktion von Insulin. Aber ohne die Lipoproteinlipase und eine bereitwillig aufnehmende Fettzelle funktioniert das alles nicht.

Das ganze System bekommt Stress, also ertönt ein schrilles Adrenalin- und Noradrenalin-Signal, und die Fettzellen werden motiviert, noch mehr freie Fettsäuren abzugeben. Das lockt natürlich wieder die Polizei an. Die wollen ja auch nur ihren Job machen.

Doch die nun im Fettgewebe anwesenden Immunzellen verstärken den ganzen Prozess noch. Die Polizisten registrieren die Not der dicken Fettzellen und müssen sogar die ein oder andere tote Fettzelle abbauen, die an einer Fettüberladung gestorben ist. Ja, tatsächlich kann eine Fettzelle auch platzen, dann schwimmen die Fetttropfen frei im Blut umher. Bis die Polizei kommt und sich an ihnen festbeißt.

Die Polizisten schalten nun ihre Sirenen an, und Entzündungszellen wandern ins Gewebe ein. Durch die eingewanderten Entzündungszellen (chronische inflammatorische Reaktion) werden auch die (noch) gesunden Fettzellen insulinresistent. Und hält die Situation trotz Überernährung und trotz berstender Fettspeicher an, so kommt es irgendwann zum metabolischen Syndrom und einem Typ II-Diabetes.

Puh, ganz schön viel los, wenn wir es mit dem Fett übertreiben. Und wir bekommen immer erst dann etwas von dem ganzen Theater mit, wenn es gesundheitlich brenzlig wird. Wir sollten also mit unseren Fettzellen sorgsam umgehen und sie beim Fettabbau unterstützen!

Die Lipolyse ist ein bewundernswert perfekter Prozess. Die Fettzelle gibt uns gerne was ab, wenn wir es brauchen. Wir verfügen über ein großartiges Logistikzentrum, das mit Hilfe unterschiedlicher Gewichtsklassen alle Pakete durchboxt, bis wir die Energie da bekommen, wo wir sie benötigen. Das feine Zusammenspiel aus freien Fettsäuren, Zuckerstoffwechsel und dem

Stresshormon Adrenalin ist ein wichtiger Kommunikationszweig, der in einem gesunden Verhältnis gehalten werden muss. Tatsächlich liegt es an uns, auf dieses Zusammenspiel zu achten, damit wir lange und gesund leben können.

Also: Können wir die Lipolyse beeinflussen? Antwort: Ja, natürlich. Durch Bewegung und Ernährung. Außerdem können wir unseren Fettstoffwechsel anregen. Es gibt Gewürze (vornehmlich aus dem Orient), die den Prozess des Gebens und Nehmens unterstützen und die Verdauung fördern: Kurkuma, Zimt, Kreuzkümmel, Chili, Koriander und Kardamom. Mit Gewürzen kann man nicht nur schmackhaftes Essen zubereiten, sondern auch noch etwas Gutes für den Fettstoffwechsel tun.

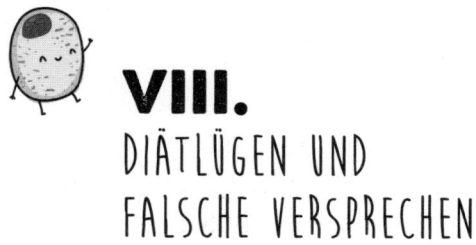

VIII.
DIÄTLÜGEN UND FALSCHE VERSPRECHEN

Vorsicht, Gurus und Experten!

Fettabbau – das klingt alles sehr plausibel und auch nicht kompliziert, oder? Warum aber ist es dann in der Praxis doch immer irgendwie schwierig? Oder anders gefragt: Warum suggeriert man uns, es gäbe tausendundeine Möglichkeit, »ganz easy« abzunehmen? Um nur immer wieder festzustellen, dass es eben doch nicht funktioniert. Schon im 16. Jahrhundert pries man Methoden an, mit denen Menschen angeblich ihre ungeliebten und überschüssigen Pfunde verlieren könnten. (Der erste Autor eines Diät-Bestsellers war übrigens ein venezianischer Kaufmann.) Danach folgten Hunderte Jahre lang immer wieder neue Wunderdiäten. Welche hat sich durchgesetzt? Keine. Wo ist sie, die ultimative Wunderwaffe gegen Übergewicht? Ein Allheilmittel scheint es nicht zu geben.

Es gibt mittlerweile »intelligente« Kühlschränke, die uns mitteilen, dass wir Eier und Milch brauchen. Wir können unseren ernährungstechnisch perfekten Lieblingsmüslimix online bestellen und haben Uhren, die unsere Schritte zählen und den aktuellen Kalorienverbrauch anzeigen. Warum wird also nicht endlich mal **die** Diät erfunden?

Unermüdlich werden wir überflutet von »sensationellen«

Ideen, neuen Produkten und »Tipps & Tricks«! Da tummeln sich verdammt viele (selbst ernannte) Experten, »Gurus« und »Besserwisser«. Mich macht das wütend. Ich hasse Diätlügen und Versprechen, die nicht gehalten werden, von Influencern auf *Instagram*, die dafür bezahlt werden, uns vorzuschwärmen, wie toll ein gewisser Shake ist.

Ich bin wütend auf eine Lüge, die die Modewelt für selbstverständlich hält, in der 13-jährige Models Werbung machen für Reizwäsche, in der jede normalgewichtige Frau wie eine Tonne aussehen würde.

Dieser Kreislauf aus Idealisierung, Verzweiflung, Anspruchsdenken und Wunderglauben hat uns seit ewigen Zeiten fest im Griff. Dabei ist es offensichtlich, dass das alles nicht »funktionieren« kann. Wir müssen bei dem ganzen Spiel die Natur des Menschen, unser Fett und den Fettstoffwechsel berücksichtigen. Diese Vorgänge können wir nicht einfach ignorieren. Da haben wir keine Wahl.

Leider vergessen wir das alle oft. Darum besitzen wir dennoch alle mindestens fünf Rezeptbücher über zuckerfreie Ernährung und scheuen keine Kosten und Mühen, die beworbenen veganen Shakes der Influencer zu bestellen.

Glauben Sie tatsächlich, dass das größte Interesse dieser »Experten« darin liegt, dass wir gesund und schlank sind (oder werden)? Oder ist es nicht viel mehr das Interesse an unserem Geldbeutel, der sich in unserer Verzweiflung bereitwillig öffnet? (Vielleicht ist es ja kein Zufall, dass der erste Diät-Guru ein Kaufmann war?)

Was genau befähigt diese Menschen dazu, uns zu sagen, was wir tun oder lassen sollen? Müssten wir nicht selber am besten wissen, was gut für uns, unseren Körper und unsere Gesundheit ist? Daher ist es so wichtig, dass wir Bescheid wissen und Fett-Kompetenz erlangen.

Convenience – Die gefährliche Bequemlichkeit

Tatsache ist nun aber, dass unsere Gesellschaft mit zunehmender Fettleibigkeit zu kämpfen hat. Dafür gibt es viele Gründe. In den letzten 70 Jahren haben wir eine gesellschaftliche Revolution erlebt, die prinzipiell natürlich begrüßenswert ist. Frauen müssen nicht mehr am Herd stehen und für die Familie kochen. Wir haben uns den Platz am OP-Tisch, im Cockpit, im Gerichtssaal oder im Kanzleramt über die Jahre erkämpft. Und das ist auch gut so. Heutzutage sind Mütter **und** Väter berufstätig, die Kinder gehen ganztags in die Kita. Das hat natürlich Zeitmangel zur Folge.

Die Lebensmittelindustrie hat sich auf diesen neuen Zustand eingestellt. Ein schier unerschöpflicher Markt ist entstanden. Um uns, den Berufstätigen, das Leben zu erleichtern. Die Masse und Vielfalt an Lebensmittel-Fertigprodukten ist scheinbar die Lösung unserer Alltagsprobleme. Convenience-Produkte. Bequem soll es für uns sein, schnell gehen und trotzdem schmackhaft sein. Küchen-, gar- und verzehrfertig.

Mit der Emanzipation der Frau und den veränderten Bedingungen in der Arbeitswelt müssen wir uns als WissenschaftlerInnen dennoch die kritische Frage stellen, ob es nicht eine Korrelation zur steigenden Anzahl an stark übergewichtigen Menschen gibt.

Tatsächlich bringen diese vorgefertigten Lebensmittel massenhaft »Nebenwirkungen« mit sich. Denn wir haben komplett die Kontrolle verloren über das, was wir in unseren Körper aufnehmen. Stattdessen hat die Industrie die Kontrolle übernommen. Die hochverarbeiteten Produkte enthalten nämlich Transfettsäuren in Hülle und Fülle.

Auch die seit Jahrzehnten steigende Allergierate deutet darauf hin, dass viele Zusatzstoffe (Haltbarkeit, Geschmack) in den Lebensmitteln unser Immunsystem auf den Plan rufen und alarmieren. Die steigenden Erdnussallergien bei Kindern sind nur ein Beispiel dafür.

Die Lebensmittelbranche pumpt unser Essen aber auch mit Zucker und Zuckerersatzstoffen voll, weil das so großartig schmeckt, und lebt davon, dass wir dicker und dicker werden, ohne uns dagegen wehren zu können.

Und nun beschäftigt uns gesellschaftlich die Frage: Wie können wir es schaffen, nicht so dick zu werden? Oder wieder schlanker? Und daraus ist eine gewaltige Industrie entstanden. Frauenzeitschriften wären ohne dieses Thema nicht so erfolgreich, und eine ganze Industrie an Abnehmprodukten könnte zusperren, wenn wir alle Normalgewicht hätten und uns gesund und jeden Tag frisch gekocht ernähren würden. Aber mal Hand aufs Herz: Wer kocht jeden Tag **alles** frisch? Wer macht jeden Morgen sein eigenes Müsli oder einen Smoothie im Mixer?

Tatsächlich kenne ich solche Menschen, und die meisten sind alleinstehend, kinderlos und überdurchschnittlich gut verdienend. Insofern gilt das ist nicht für die Mehrheit der Bevölkerung.

Die Mehrheit steht morgens auf, macht sich Kaffee mit Milch und Frühstücksflocken aus der Packung, ein Brot mit Nougatcreme oder eine Brezel mit Butter und dazu ein Glas Orangensaft aus dem Tetrapack eines Discounters. Danach geht es zur Arbeit, die Kinder werden schnell im Kindergarten abgesetzt, und vormittags um zehn hat man wieder Hunger und denkt ans Mittagessen. Unser Zeitplan würde komplett auseinanderfliegen, wenn wir nun alle wieder zu Hause ohne Zusatzstoffe und Fertigprodukte frisch kochen würden. Kinder wären nicht rechtzeitig in der Schule, wir zu spät bei der Arbeit, und ... halt, stopp, das wäre aber egal, weil die Lehrerin und der Boss ja auch noch ihren veganen Pancake zubereiten müssten ...

Stress und Schuld

Kein Mensch möchte wieder in die Fünfzigerjahre zurück. Und auch damals wurde natürlich nicht ausschließlich frisch und gesund gekocht. Aber das heutige Supermarkt-Angebot ist eine gefährliche Verlockung, der wir nur schwer widerstehen können. Oft fehlt uns auch allein der Durchblick. Wer kennt das nicht, diesen Blick auf die Rückseite des Produkts und die Inhaltsangabenliste, die sich so kryptisch liest wie ein chinesischer Brief? Also kaufen wir lieber schnell ein und lassen die Fragezeichen Fragezeichen sein. Allerdings fühlen wir uns schuldig, wenn wir nicht jeden Tag den selbst gekochten Quinoa-Erbsen-Karotten-Fenchel-Auflauf zubereiten können, weil die Kinder schreien, man hundert andere Dinge zu erledigen hat oder mal wieder Überstunden schieben muss.

Natürlich sind wir letztendlich nicht selbst schuld daran, dass wir abends keine Zeit haben, einen Salat zuzubereiten. Die Gesellschaft erwartet von uns zahlreiche Dinge, die Priorität haben. Die Priorität, ein Projekt bis spätnachts fertig zu machen und abends für den Weihnachtsbasar mit den Kindern Plätzchen backen zu müssen. Die Priorität, jederzeit per Mail für Kunden und Kollegen erreichbar zu sein. Die Priorität, Weiterbildung, Netzwerk und Erziehung in Einklang zu bringen. Ich bin mir sicher, Ihnen fallen da zig Beispiele ein. Die Liste ist lang. Am Ende müssen wir einfach funktionieren und unsere Bedürfnisse hintanstellen. Wir haben gefälligst unermüdlich in unserem Hamsterrad zu strampeln und müssen uns selbst zurücknehmen. Und das ist kein rein weibliches Problem!

Vielleicht kompensieren Frauen den Stress eher mit einem Stückchen Schokolade, bei Männern ist es möglicherweise das Bierchen am Abend. Oder der Döner in der Mittagspause. Egal, es ist eine Spirale, die uns fest im Griff hat, nicht weil wir so gerne Fertigprodukte essen, sondern weil wir Stress haben. Stress ist ein großes Wort und kodiert eigentlich den ziemlich simplen Mechanismus, bei dem der Cortisolspiegel steigt, der Insulinspiegel rebelliert und unser Gehirn die Goldreserven im Fettgewebe unbedingt auffüllen möchte. Und genau das tun wir dann auch. Anschließend suchen wir die Schuld oft bei uns, weil wir nicht konsequent genug sind. Weil wir wieder versagt haben, obwohl uns alle gesagt haben, wie gesunde Ernährung richtig geht. Und mit dieser Schuld wird eine Menge gutes Geld verdient. Ernährungscoachs, Abnehmpillen, eine ganze Diät-Industrie ist in den letzten Jahrzehnten daraus entstanden. Die Schuld treibt uns an. Sie ist es, die uns veranlasst, noch mehr Geld auszugeben für Fitnessvideos, deren Programm wir dann doch nicht konsequent durchziehen. Wir haben Jahres-Abos von Sportstudios, in die wir nicht gehen. Gemüse, das wir nicht zubereiten und nach ein paar Tagen wegwerfen. Kennen Sie das? Vermutlich schmeißen viele von uns jeden dritten Salatkopf weg, weil keine Zeit für die Zubereitung bleibt und man dann doch online beim Chinesen Ente süß-sauer bestellt hat, die (dank der Geschmacksverstärker) so wahnsinnig lecker schmeckt.

Die Schuld wiederum führt zu einem negativen Gefühl. Das möchten wir Menschen aber nicht haben und versuchen, es mit einem positiven Impuls zu vertreiben. Klar, kein Mensch leidet gerne freiwillig, niemand will Unangenehmes ertragen müssen. Und wenn der Alltagsstress mit seinen negativen Gefühlen uns überrollt, wollen wir uns etwas »Gutes« tun. Uns belohnen. Unser Gehirn ist süchtig nach dieser Belohnung.

Dieser positive Impuls wird im Belohnungszentrum unseres Gehirns, dem limbischen System, immer gleich verarbeitet. Es ist egal, ob Schokolade, Kokain oder Sex der Auslöser ist. Das biochemische Signal ist immer das Gleiche. Es wird Dopamin aus-

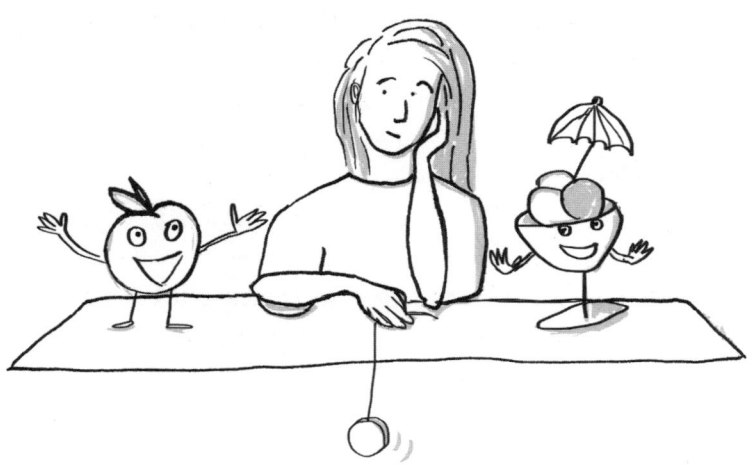

geschüttet. Und schwupps geht's uns wieder gut! Nicht umsonst wird dieser Botenstoff auch Glückshormon genannt.

In unserem Alltag ist der Glücksbringer meistens die Schokolade. Also: Zucker. Und der macht abhängig. Wissen wir. Alte Geschichte. Und trotzdem passiert es immer wieder. Was nützen uns also diese ganzen Informationen und das Wissen aus den schlauen Büchern und YouTube-Videos, wenn wir es nicht praktisch umsetzen? Wenn es zwar irgendwie bei uns ankommt, aber wir im Alltag keinen Nutzen für unser Verhalten daraus ziehen können? Die Industrie weiß das. Sie weiß, wie schwach wir sind, dass unser Gehirn hungrig ist und wir unseren Stress besiegen und uns ruhigstellen wollen und daher immer wieder dasselbe Programm abspulen. Es gibt daher Forscher, die Zucker als die größte Droge aller Zeiten bezeichnen, weil die Abhängigkeit so stark ist. Viel stärker als bei Alkohol oder vielen chemischen Drogen, die wir nur von den bemitleidenswerten Junkies am Bahnhof kennen.

Natürlich geht es heutzutage nicht mehr ohne Convenience-Food. Aber auf die Qualität kommt es an. Die Politik macht hier einen ersten Schritt und sorgt für Richtlinien, Kontrollsysteme und Lebensmittel-Ampeln. Doch die Verantwortung für unsere Gesundheit sollten wir trotzdem nicht abgeben.

Wenn wir den simplen Mechanismus im Gehirn verstehen, dann sind wir unserem Fett nicht mehr hilflos ausgeliefert. Ich möchte, dass Sie nicht nur verstehen, sondern verinnerlichen, dass es **nicht Ihre Schuld** ist. Unsere Stoffwechsel-Mechanismen und die Vorgänge in unserem Gehirn sind so alt wie die Menschheit. Wir haben uns kaum verändert. Unser Organismus-Prinzip beruht auf Balance. Stress und Entspannung. Ruhe und Aktivität. Aufnehmen und abgeben. Speichern und verbrennen. Da liegt der Schlüssel.

Lösungsansätze und ihre Tücken

Interessant ist, dass keine der angeblich so erfolgreichen Diäten diesen Ausgleich berücksichtigt. Das ist der Haken.

Zum Beispiel Low Fat: Tatsächlich gibt es nicht wenige Studien, die belegen, dass eine anti-inflammatorische Ernährungsweise einen kardioprotektiven Effekt hat.

Und was das bedeutet, wissen wir ja jetzt! Na klar: Viel Omega-3-Fettsäuren, Fisch, Gemüse, Obst und Nüsse, wenig Zucker. Regional, saisonal und möglichst bio. Damit nicht so viele freie (gesättigte) Fettsäuren in unseren Blutbahnen rumschwimmen und zu versteinerten Polizistenzellen werden, die unsere Blutgefäße verstopfen.

Jahrelang schien »Low Fat« daher das Geheimrezept zu sein.

Die Nahrungsmittelchemiker erfanden die tollsten Geschmacksstoffe und veränderten Butter und Öle, um den Fettgehalt zu reduzieren. Darunter stieg die Rate an Adipositas und Diabetes mellitus Typ II aber nur noch gewaltiger an. Und Sie wissen natürlich nun auch, warum. Weil der Gehalt an Transfettsäuren stieg.

Also gab es in den Neunzigerjahren eine Kehrtwende. Low Carb hieß die Zauberformel! Von nun an war Zucker böse, und Kohlenhydrate waren schuld an der Fett-Pandemie, und wir mussten uns an Eier mit Speck ohne Brot zum Frühstück gewöhnen, was angeblich »gesund« sein sollte. Zuckerersatz-Stoffe wurden »designt«, um unserem Gehirn ein süßes Gefühl zu geben, ohne dass Glucose in den Zellen ankam. Aber auch hier scheinen wir noch nicht auf dem goldenen Weg angekommen zu sein, denn die Zahlen an Adipositas und Stoffwechselerkrankungen steigen weiter und weiter ...

Der Grund dafür liegt auch hier wieder in der mangelnden Balance. Unser Organismus mag keine Extreme, wir brauchen immer beides: Fettsäuren und Zuckermoleküle. In einem vernünftigen Verhältnis. Daher ist eine Ernährungsumstellung immer besser als eine Diätspirale. Wir können unserem Körper nicht einfach etwas entziehen. Da spielt er nicht mit.

Strenge Verbote mag unser Gehirn auch nicht, da schreit es nach Belohnung, nach einem »schönen« Ausgleich. Das treibt uns an – und letztendlich in einen Teufelskreis. Sie kennen das alles. Auf die strenge Suppendiät folgt irgendwann immer der Griff zur Sahnetorte.

Und weil wir Konsumenten »leichte Beute« sind, werden ständig neue Wunderdiäten erfunden, denen wir alle verzweifelt Glauben schenken. Aber glauben heißt eben nicht wissen ...

Ich habe für Sie mal ein paar dieser angeblich »super funktionierenden« Diäten zusammengestellt.

HCG

Das Humane Choriongonadotropin (HCG) ist ein Peptidhormon, das während der Schwangerschaft gebildet wird. Was hat das nun mit Gewichtsreduktion zu tun? Das HCG besitzt sozusagen den Schlüssel zum Schloss, um die Rezeptoren, die auf den Fettzellen an Po und Hüfte sitzen, zu knacken. Somit kann es auf die eisernen Fettreserven zugreifen, an die wir sonst nur schwer rankommen. Und das geschieht eben nur in der Schwangerschaft.

Auf Grundlage dieser Entdeckung entwickelte der britische Endokrinologe Albert T. W. Simeons im Jahr 1954 seine HCG-Diät, die einerseits auf einer enormen Reduktion der täglichen Kalorienzufuhr (500 kcal) und einer enormen Reduktion von Kohlenhydraten beruhte. Zusätzlich wurde den Probandinnen aber auch das Schwangerschaftshormon HCG unter die Haut gespritzt, da er annahm, dass dadurch auch die Fettpolster eliminiert werden würden, die der Körper quasi als Reserve für die Schwangerschaft bereithält und die bisher unantastbar waren für Diäten. Bis heute hält sich der Mythos um die HCG-Diät, und dabei ist der einzige Grund, warum man Gewicht verliert, die enorme Kalorienreduktion. Mit dem Hormon hat das nichts zu tun. Ich möchte niemandem etwas vorschreiben, aber: Bitte lassen Sie sich in Ihrer pfundigen Verzweiflung keine künstlichen Hormone unter die Haut spritzen!

Schlank im Schlaf

Auch hier sollen Hormone angeblich helfen.

Wenn wir schlafen, sorgt das Hormon Melatonin dafür, dass unser Körper von Leistung auf Regeneration umschaltet. Das ist der Moment, wo das Wachstumshormon Somatropin zur Arbeit geht und die Regeneration von Muskeln, Gelenken und Haut veranlasst. Damit das Somatropin in Ruhe und effektiv arbeiten kann, müssen wir tief und lange genug schlafen. Und der Körper muss für diesen Job genügend Energie zur Verfügung stellen. Und die kommt natürlich idealerweise aus unseren Fettdepots. Da wir aber keine Bären sind, die Winterschlaf halten und über massenhaft braunes Fettgewebe verfügen, ist hier schon mal ein Fehler im System, oder was denken Sie?

Meist bemerkt man im Erwachsenenalter einen Mangel an Somatropin (reduzierte Knochenmineraldichte und Muskelmasse, erhöhte Körperfettmasse). Und dann treten die Somatropin-Wunderheiler auf den Plan.

Es gibt immer wieder Fälle, in denen es zu einem Missbrauch von künstlich hergestellten Wachstumshormonen kommt. Man sollte davon die Hände lassen, es ist ein Medikament mit Nebenwirkungen und keine »Fett-weg-Spritze«. Zu den häufigsten möglichen unerwünschten »Begleiterscheinungen« gehören Kopf-, Gelenk- und Muskelschmerzen.

Atkins / Dukan-Diät

Diese Diät wird manchmal auch als »Herzoginnen-Diät« bezeichnet, weil angeblich »royale« Bräute sie betrieben haben, um in ihre phantastischen Hochzeitskleider zu passen. Hier besteht die Ernährung zum Großteil aus Proteinen. Hauptsächlich aus tierischen. Sie schließt Kohlenhydrate (vor allem in der ersten Phase) komplett aus (»Attack Phase«), um den Körper möglichst rasch in den Modus der Fettverbrennung (Ketose) zu bringen. Die Phase ist geprägt von Eiern, Fleisch, Fett und Fisch. Streng genommen darf sogar kein Gemüse verzehrt werden. Der Gehalt an Ballaststoffen und Vitaminen ist damit extrem reduziert.

Viel schlimmer aber noch: Mit dem wochenlangen Verzehr von so viel Fleisch können die Nieren überlastet werden. Zu viel Protein kann die kleinen Nieren verstopfen und langfristig zu einer Nierenschädigung führen. Also haben wir es auch hier wieder mit einem Extrem zu tun. Zu viel beziehungsweise zu wenig mag unser Körper nicht.

Und noch etwas sollten Sie bedenken: Es entsteht ein »wunderbarer« Aceton-Mundgeruch. Der dritte Ketonkörper, der bei der Fettverbrennung entsteht und den wir über den Atem ausscheiden. In geringen Mengen ist das olfaktorisch harmlos, aber in Massen riecht das echt übel. Das weiß dann auch der Bräutigam der hungernden Braut bestimmt extrem zu schätzen ...

Wassermelonen-Diät

Diese sehr einfache und »genussvolle« Diät sollten Sie wirklich mal auf sich wirken lassen. Bei keiner Diätempfehlung ist der Jojo-Effekt so dermaßen vorprogrammiert wie hier. Sie nehmen zu jeder Mahlzeit ein Stück Wassermelone zu sich. Die Wassermelone besteht hauptsächlich aus Wasser und Zucker und soll so die überschüssigen Pfunde auf den Hüften »rausspülen«. Zusätzlich wird sie noch als Vitaminbombe proklamiert, was natürlich nicht ganz falsch, aber auch nicht ganz richtig ist. Hochdosiertes Vitamin C ist etwas anderes. Zwei Scheiben Wassermelone zum Frühstück sind da ein bisschen schwach. Wer jetzt glaubt, dass er zur Schweinshaxe einfach zwei Stück Wassermelone essen sollte, der hat das Kleingedruckte aber nicht gelesen. Es werden Rezepte »vorgeschlagen«, in denen die Mahlzeit hauptsächlich aus Proteinen (Scampi, Hühnchen, Feta-Käse) und Gemüse besteht – zusätzlich zur Wassermelone.

Somit ist klar, woher der eventuelle Gewichtsverlust kommt, nämlich von der Kalorienrestriktion und Kohlenhydratreduktion. Kein Brot, keine Pasta, kein Müsli. Somit kann sie als schmackhafte Sommerdiät angepriesen werden, allerdings ist sie nicht wirklich Low Carb, denn Wassermelonen haben einen hohen glykämischen Index (GI), also lassen sie den Insulinspiegel in die Höhe schießen. Der glykämische Index ist vor allem für

Diabetiker wichtig, weil er Auskunft darüber gibt, wie stark er den Insulinspiegel ansteigen lässt. Traubenzucker hat einen GI von 100 Prozent. Wassermelone einen GI von 75 Prozent. Genauso hoch wie bei Donuts und sogar höher als bei einem Stück Weißbrot. Da hilft es meiner Meinung nach auch nicht, dass Wassermelonen die wertvolle Aminosäure Citrullin enthalten. Noch Fragen? Wer Wassermelone mag, darf sie essen, nur nicht dreimal täglich und über Wochen, um abzunehmen.

Kohlsuppen-Fasten

Der Dauerbrenner. Diese Diät übersteht wohl alle Zeiten und wurde schon von unseren Großmüttern gepriesen, um die Babypfunde wieder loszuwerden. Die Kohlsuppendiät verspricht einen Gewichtsverlust von sieben Kilogramm in einer Woche. Da denkt man doch glatt: »Das sollte ich mal ausprobieren!« Ein super Werbeversprechen. Die meisten Menschen verlieren diese Kilogramm aber auf der Toilette in Form von Darminhalt und Wasser. Man könnte sie also auch als Darmreinigungskur verkaufen, das würde der Wahrheit etwas näherkommen. Mit dem Fettstoffwechsel hat das in der ersten Woche erst mal relativ wenig zu tun.

Der schwer verdauliche Kohl wirkt nämlich nicht als »Fatburner«, sondern ist einfach nur Gemüse, das der Darm aufbereiten muss, damit es weitertransportiert werden kann. Kohl ist reich an Vitamin C und besteht – welch Wunder – hauptsächlich aus Ballaststoffen. Die sind schwer verdaulich und müssen vom Körper ordentlich aufgespalten werden. In dieser Zeit verbrennt er Energie. Gleichzeitig kommt aber nichts »Gescheites« mehr nach (zum Beispiel Proteine oder Fette), und dadurch entsteht ein Kaloriendefizit. Der Körper baut deshalb auch seine Muskelmasse ab, um an Protein zu gelangen. Daher ist ein Sportprogramm zusätzlich zur Diät kaum sinnvoll. Die Muskeln werden dann nämlich von zwei Seiten in Bedrängnis gebracht. Zum Muskelaufbau braucht man Energie, die ist aber nicht da, im Gegenteil, sie wird ja abgezogen. Also doppelter Blödsinn.

Egal wie lange man eine solche Diät durchhält, die Langzeitfolgen sind einfach abzuschätzen: Heißhunger und Jojo-Effekt. Wer sich nach zwei Wochen darüber freut, wieder in die alte Jeans zu passen, wird vier Wochen später vermutlich eine neue (größere) kaufen müssen, sobald er wieder ein »Continental Breakfast« im Urlaub bestellt. Die Kohlsuppendiät kann für den Darm reinigend und entschlackend wirken. Wer es ausprobieren möchte, kann das gerne tun. Auf Dauer ist Kohl aber sicherlich auch nicht das Allerschmackhafteste. Und dann wären wir wieder bei der schlechten Laune, und es dauert nicht lange, bis das Gehirn rebelliert ...

Juicing und Liquid Detox

Neuerdings ist die Kohlsuppendiät aber vom modernen »Juicing« oder »Liquid Detox« abgelöst worden, zwei Methoden, bei denen Gemüse und Obst für noch mehr Vitaminzufuhr sorgen. Prinzipiell erinnert das Liquid Detox ans Heilfasten, was tatsächlich für unser Immunsystem einen Reset bedeuten kann. Bei Darmkuren, richtig angewendet, hat es auch durchaus eine heilsame Wirkung. Was mir daran nicht gefällt, ist das Versprechen, man würde »Gewicht verlieren«.

Immer wieder lesen wir von Erfahrungsberichten, wie viele Kilogramm dabei in einer Woche angeblich buchstäblich von den Hüften purzeln. Und auch hier sollte spätestens jetzt jedem von Ihnen klar geworden sein, dass es in den ersten 48 Stunden nur das Glykogen ist, das die Leber abbaut. Dazu verliert man Wasser, und Flüssigkeit und Kräuter sorgen in den ersten vier Tagen für eine komplette Darmentleerung. Ab Tag fünf soll man sich fühlen, als könne man Bäume ausreißen. Auch hier wurde die Rechnung ohne den Darm und unsere Fettzellen gemacht. Unser

Darm ist nämlich nicht gerne leer, er braucht immer was zu tun und muss in Bewegung gehalten werden. Eigentlich müssten spätestens am siebten Tag Proteine nachgeschossen werden, die den Muskeln quasi geraubt wurden. Zucker- und Fettreserven haben wir genug, aber Proteine nicht.

Wer richtig heilfastet, der weiß, dass dies immer mit ärztlicher Begleitung geschehen sollte, die meisten Damen und Herren planen dafür lange im Voraus einen Urlaub ein.

Das moderne Juicing wird uns jedoch meistens so verkauft: »Leiten Sie Ihre Schwermetalle aus dem Fett aus und nehmen Sie dabei ganz einfach ab. Finden Sie zur Form Ihres Lebens und das ganz nebenbei.« Alltagsstress, Probleme und Sorgen werden dabei nicht berücksichtigt. Von Cortisol-Ausschüttung und Hungerneuronen scheinen die Juicing-Jünger noch nichts gehört zu haben.

Wer also in der Früh nichts runterbringt, der kann sehr gerne zu einem vitaminreichen »Juice« greifen, wer es mag, auch gemüsegrün. Aber bitte vermeiden Sie exzessive Hungeretappen mit Juicing oder sonstige »Entschlackungskuren«. Erstens: Wir haben meistens keine »Schlacken«, also »unnütze« Stoffe im Körper. Und zweitens: Das »Entschlacken« macht der Körper schon immer selbst, und er hat sogar ein eigenes Organ dafür – es nennt sich Leber. Die kann sich auch selbständig regenerieren (bis zu einem gewissen Schädigungsgrad natürlich) und braucht dazu eigentlich auch keine Saftorgien. Nicht zu verwechseln mit einer echten Leberreinigung beim Heilfasten, die unter stationären Bedingungen und ärztlicher Aufsicht durchgeführt wird und einen hohen Stellenwert für die Gesundheit hat (F.-X.-Mayr-Kur).

Was also tun? Wie können wir Fett abbauen, dabei unseren Körper nicht schädigen und trotzdem gute Laune haben?

Tatsächlich gibt es den einen oder anderen Trick. Hierfür müssen wir am menschlichen Körper nach oben blicken. Die Biochemie des Fettstoffwechsels und die Anatomie des Fettgewebes haben wir bereits erforscht. Steigen wir nun ein in die Welt des Gehirns und statten unserer Schaltzentrale dort oben mal einen Besuch ab.

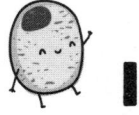

IX.
WAS HAT MEIN GEHIRN MIT MEINEM FETT ZU TUN?

Woran es (häufig) scheitert ...

Okay, viele Menschen vereint, dass sie abnehmen wollen. Vernünftig und dauerhaft aber. Also ohne Kohlsuppe und Wassermelone. Und bitte auf gar keinen Fall mit Jojo-Effekt. Unser großes Interesse am Körpergewicht rührt meistens daher, dass wir ja doch irgendwie an uns herummäkeln, uns nicht perfekt finden. Wir denken, wir würden eigentlich noch viel, viel besser aussehen, wenn wir zwei Hosengrößen weniger hätten. Wir sehen die Werbung von H&M mit den dünnen Models; wir bewundern die Schauspielerinnen unserer Lieblingsserie, sie alle gertenschlank und sprühend vor Energie. Das kann nicht spurlos an uns vorbeigehen. Wir wollen uns auch fit fühlen, und der Blick in den Spiegel verdirbt uns die gute Laune.

Dass allerdings meistens ganz andere Faktoren unser Wohlbefinden steigern (mehr Schlaf, schöne Erlebnisse, frische Luft und ein schöner Spaziergang mit guter Unterhaltung), vergessen wir dabei oft. Leider. Es gibt so viele einfache und kleine Dinge, die uns ein Lächeln auf die Lippen zaubern können. Warum ringen wir also so sehr um den »scheinbar« perfekten Körper?

Wenn wir mal ganz ehrlich sind, dann würden wir doch alle am liebsten den ganzen Tag schlemmen und abends faul auf dem Sofa liegen. Wie im alten Rom möchten wir auf dicken weichen Kissen gebettet sein, damit uns die gebratenen Hühnchen in den Mund fliegen. Dieser Wunsch ist keine Schande, es ist die Vorstellung vom Paradies. Aber das wäre langfristig unser Ende, und weil unser Körper schlau ist, hat er die Verbrennung eingebaut. Nur die wird dann eben manchmal vernachlässigt, und mit abnehmender Muskel- und steigender Fettmasse kommen wir (fast) alle irgendwann an den Punkt, wo wir uns um unsere Figur kümmern müssen. Kennen Sie ja, nicht wahr?

Nun gut. Dann frage ich Sie als Erstes – und das ist vielleicht etwas provokant: Was hat Sie die letzten Jahre eigentlich davon abgehalten, Gewicht zu reduzieren? Woran ist es letztlich immer wieder gescheitert?

Nehmen Sie sich Zeit, einen Stift und ein Blatt Papier zur Hand und schreiben Sie mindestens fünf Gründe auf, warum Sie in den vergangenen Monaten einfach nicht abnehmen konnten. Ich wette, mindestens vier davon haben mit Stress zu tun. Oder Zeitmangel. Die meisten Menschen erleben Zeitmangel als Stress. Nicht genügend Zeit zu haben für bestimmte Aufgaben. Unsere Gesellschaft ist eindeutig leistungsorientiert. Wer viel leistet, der hat wenig Zeit. Und wer zu wenig Zeit hat, wird irgendwann gestresst sein. Ihr ungeliebtes Fett, das Sie nicht loswerden, und der dauernde Stress haben insofern eine Menge miteinander zu tun.

Zeitmangel verhindert einerseits, dass Sie ins Sportstudio gehen können. Stress verhindert aber auch physiologisch den Fettabbau. Fett und Stress machen sich gegenseitig das Leben schwer – und Ihnen leider auch.

Dummerweise ist das Wörtchen Stress heute in aller Munde. Es flutscht uns allen mittlerweile leicht über die Lippen. »Ich hab Stress! Boh, war das heute stressig!« Das kann alles und nichts bedeuten. Ein großes unspezifisches Gefühl, das tonnenschwer auf unseren Schultern liegt. Die wenigsten können ihre ganz persönlichen Stressoren exakt identifizieren. Was genau stresst uns, was war in dieser oder jener Situation denn so stressig? Einen Stressfaktor kennen aber die meisten Menschen: Mangel an Freizeit.

Aber für was haben wir denn eigentlich keine Zeit? Wir haben nämlich nicht nur zu wenig Zeit für *Aufgaben und Dinge* (Ich müsste mal wieder die Fenster putzen! Wir müssen jetzt aber mal die Steuer machen! Wir wollten doch den Keller aufräumen!), wir haben auch zu wenig Zeit für *uns* und unsere ganz persönlichen Bedürfnisse. Die werden permanent vernachlässigt, was letztendlich auch zu Frust und negativen Gefühlen führt. Und das stresst.

Doch kennen Sie Ihre Bedürfnisse eigentlich? Wissen Sie, was Sie zum Glücklichsein brauchen und was Ihnen gut tut? Und damit meine ich nicht den Bali-Urlaub, sondern die Dinge, die man ganz leicht tagtäglich tun **kann**, damit es uns gut geht. Und jene, die wir tun **müssen**, damit es uns gut geht.

Bedürfnisse

Stress kann ganz unterschiedliche und vor allem individuelle Ursachen haben und ist eng mit unseren Bedürfnissen verknüpft. Abraham Maslow, ein US-amerikanischer Psychologe, entwickelte in den Vierziger- und Fünfzigerjahren die Bedürfnispyramide, ein sozialpsychologisches Modell, das unsere Bedürfnisse abbildet:

1. Grundbedürfnisse (Essen, Schlafen, Sex)
2. Sicherheit (Wohnen, Arbeit, Einkommen)
3. Soziale Bedürfnisse (Partner, Freunde, Liebe)

4. Individualbedürfnisse (Anerkennung, Geltung)

5. Selbstverwirklichung

So wie diese Pyramide unsere Bedürfnisse widerspiegelt, bekommen wir in entsprechender Abstufung Stress, wenn diese nicht erfüllt werden.

Stufe eins: Unsere absoluten Grundbedürfnisse. Ohne Essen und Schlaf können wir nicht existieren (ohne Sex nicht weiterbestehen). Sprich, wenn wir Hunger leiden oder uns dauerhaft Schlaf (also Ruhephasen) entzogen wird, bekommen wir Stress – und echte Probleme.

Stufe zwei: Wird unser Sicherheitsbedürfnis nicht erfüllt, weil der Sturm das Dach abgedeckt hat oder wir aus der Wohnung raus müssen, weil der Vermieter Eigenbedarf angemeldet hat, dann ist die Folge Stress, den wir natürlich auch körperlich spüren.

Stufe drei: Werden soziale Bedürfnisse nicht erfüllt, wenn Kinder von den Mitschülern gemobbt werden oder Erwachsene am Arbeitsplatz, dann bedeutet das Stress. Einsamkeit, mangelnde Zuneigung und Liebe führen alle zu Stress.

Stufe vier: Wenig Anerkennung, keine Aufmerksamkeit, kein Lob, das alles macht traurig und frustriert auf Dauer. Doch hier finden wir auch materielle Bedürfnismängel: Die Nachbarn haben einen Pool und Sie nicht. Die Freundin fährt ein größeres Auto, und Ihre Frau jammert Ihnen die Ohren voll, weil sie auch so einen schicken SUV haben möchte. Auch das löst indirekt Stress aus.

Wahrscheinlich erkennen Sie jetzt schon auf einer oder sogar mehreren Stufen Ihre ganz persönlichen Stressauslöser.

Tatsächlich werden in den hoch industrialisierten Ländern glücklicherweise verhältnismäßig viele Grund- und Individualbedürfnisse befriedigt. Doch da wäre ja noch die fünfte Stufe: Selbstverwirklichung.

Unser oberstes Ziel ist die Selbstverwirklichung. Wir träumen von Reisen und vielen Erfahrungen, wir sehnen uns nach einem Job, der uns ernährt und glücklich macht, wir wollen frei sein und trotzdem nicht alleine. Wir möchten uns kreativ entfalten und eben einfach »unser Ding machen«. Das sind die Faktoren, die uns glücklich und zufrieden machen. Sie sorgen dafür, dass Glückshormone wie Dopamin und Serotonin in unserem Gehirn ausgeschüttet werden. Nach einem erfüllten Tag kann man entspannt einschlafen, und am nächsten Morgen wacht man zufrieden auf. Die Vorfreude auf weitere schöne Dinge und Momente treibt uns an. Weil wir uns mit der Freundin zu einem Wellnessabend verabredet haben. Oder in den neuen Tanzkurs gehen werden.

Doch was, wenn die Aussicht auf Glücksmomente fehlt? Genau da hakt es dann manchmal ganz schön, oder? Keine Zeit. Kein Babysitter. Kein Geld für einen dringend benötigten Kurzurlaub. Zu viele andere Dinge, die »Vorrang« haben.

Unser alltägliches »Hamsterrad« hilft uns dabei, all die Bedürfnisse auf den unteren Stufen zu befriedigen (das Gehalt, das jeden Monat reinkommt, mit dem wir unser Essen, die Wohnung und das Auto finanzieren). Andererseits behindert es uns aber auch in unserer Selbstverwirklichung. Von den Glückshormonlieferanten. Stattdessen haben die Stresshormone das Regiment übernommen.

Das Hamsterrad ist also Fluch und Segen zugleich. Stress und Bedürfnisbefriedigung in einem. Die oberste Stufe, also letztendlich wir, kommt da immer zu kurz.

Es gibt zahlreiche Umfragen und Statistiken zum Thema Stress.

Kaum einer, der heutzutage nicht von diesem »Volksleiden« betroffen ist. Gefühlt waren wir noch nie so gestresst wie heute. Als neuer Stressfaktor kommen das Internet und die mediale

Präsenz in den sozialen Netzwerken hinzu. Wir müssen ständig »online« sein. Immer erreichbar. Rund um die Uhr. Was bedeutet das eigentlich? Natürlich, wir sind innerlich immer auf Abruf. In Habachtstellung. Die chemischen Neurotransmitter, die bei Stress im Gehirn ausgeschüttet werden, begleiten uns durch den gesamten Tag. Und tummeln sich in unserem Fettgewebe.

Unser Alarmsystem

Was hat das nun mit unserem Fettstoffwechsel und dem Wunsch nach Gewichtsverlust zu tun? Dazu steigen wir nun erneut in unsere internen biochemischen Vorgänge ein.

Wir sind körperlich recht einfach gestrickt, und so haben wir im Prinzip nur zwei, drei Botenstoffe, die »Stress« kodieren – egal ob heute der Chef um Mitternacht anruft und dringend eine Präsentation fertiggestellt haben möchte oder früher der Säbelzahntiger hinter uns her war. Unsere Stress-Botenstoffe sind immer gleich: Sie heißen Adrenalin, Noradrenalin und Cortisol.

Stress bedarf einer sinnlichen Wahrnehmung. Dies geschieht über unsere Sinnesorgane. Unsere Sinneszellen verbinden uns mit unserer Umwelt. Kleine Sensoren in unserem Fettgewebe und im Nervensystem leiten über Nervenfasern die Botschaften an das Gehirn weiter. Wir riechen das Feuer. Wir hören das Donnergrollen (oder den Säbelzahntiger knurren), wir schmecken die Schimmelsporen im Käse und spüren den Schmerz, wenn wir auf die heiße Herdplatte fassen. Und das löst in unserem Körper Alarm aus. Wir wollen überleben, Schmerz und Leid gilt es zu vermeiden. Ein perfektes Warnsystem.

Sozialer Stress (Liebeskummer oder Streit mit dem Kollegen) wird hierbei ebenso mit einer Cortisol-Ausschüttung beantwortet wie die Wahrnehmung einer Gefahr (der Rottweiler im Park, der eigentlich nur spielen will).

Im Körper passiert dabei Folgendes: Die sensorischen Fasern

leiten die Reize blitzschnell weiter an das Gehirn. Dort wird die Information aber nicht in der Großhirnrinde verarbeitet, die für das Denken und die kognitiven Prozesse zuständig ist, sondern direkt an das Stammhirn weitergeleitet. Ohne Umwege. Und dort werden daraufhin schnelle »Alles oder nichts«-Entscheidungen getroffen. Warum das so ist? Es wäre ja verdammt blöd, wenn wir von Angesicht zu Angesicht mit dem bissigen Rottweiler erst mal eine halbe Stunde darüber nachdenken, was wir denn jetzt am besten machen sollten.

Plötzlicher Schall, also ein unerwarteter Knall oder ein Wechsel von Helligkeit auf Dunkelheit sind schnelle Reize, die solche Reaktionen auslösen und relativ häufig in unserem Alltag vorkommen. Jeder kennt das Gefühl, wenn plötzlich das Licht ausgeht und wir im Stockdunklen sitzen. Oder hinter uns eine Blumenvase auf den Marmorboden fällt. Wir zucken zusammen, das Herz schlägt schneller, und meist kommt der Satz: Puh, hab ich mich erschreckt!

All diese Reize bewirken in unserem Gehirn über die unspezifischen Sensoren eine Stressreaktion, und es kommt zunächst zur Ausschüttung von (Nor-)Adrenalin. Hält dieser Stress an (weil kein Hundebesitzer weit und breit zu sehen ist und der Rottweiler näher kommt und irgendwie gar nicht nach spielen aussieht), kommen weitere Faktoren dazu. Da Adrenalin eine relativ kurze Halbwertzeit hat, wird nun die Hirnanhangdrüse (Hypophyse) aktiv und Cortisol ausgeschüttet. Die Bildung und Ausschüttung des Cortisols erfolgt in den Nebennierenrinden. Stimuliert wird es über zwei hormonelle Vorstufen, das CRH (corticotropin releasing hormone) und das ACTH (adrenocorticotropes Hormon), die vom Hypothalamus und der Hypophyse gebildet werden.

Stress beginnt also im Kopf. Und dieser Mechanismus ist überlebenswichtig. Erst mal also gut.

Wir könnten nicht auf externe Reize reagieren, wenn wir nicht dieses ultraschnelle System hätten, das für uns feuert und die Muskeln mit besserer Durchblutung beliefert. Wir würden einfach stehen bleiben, wenn ein LKW auf uns zudonnert oder die Hand lässig auf der Herdplatte liegen lassen – bis sie durchgeschmort ist. Machen wir aber nicht. Wir zucken sofort zurück, ducken uns, springen. Und das alles ohne einen bewussten Gedanken oder Entschluss. Ein durchaus sinnvolles System – mal wieder.

Kommt es aber zu einem andauernden Stresszustand, sozusagen einer dauerhaften Überflutung unseres Körpers mit Cortisol und Adrenalin / Noradrenalin, dann stumpfen wir ab. Man spricht von Anpassungssyndrom. Der Stresszustand geht in einen chronischen Erschöpfungszustand über, und wir sind irgendwann überhaupt nicht mehr leistungsfähig und alarmbereit, sondern nur noch müde und erschöpft. Dass dieser Zustand jedoch auch gefährlich sein und sogar zum Tod führen kann, ist vielen nicht bewusst.

Wussten Sie zum Beispiel, dass es durch permanenten Stress zu einem Abbau an Gehirnmasse kommen kann? Und nicht nur das. Der erhöhte Cortisol- und Adrenalin-Spiegel kann im Blut zur Schädigung von Blutgefäßen führen.

Klar ist, dass Stress aber natürlich generell nicht gut für unsere Gesundheit ist. Er verhindert unter anderem auch, dass wir die ungeliebten Pfunde loswerden. Womit wir wieder bei unserem Lieblingsthema wären.

Für unsere Fettzellen bedeutet Cortisol erst mal keinen Stress. Die kleinen Zellen geben bereitwillig ihre gebunkerten Fettsäuren an das Blut ab, da sie gelernt haben: Wenn Tante Cortisol klopft, dann geben wir ab. Wenn Onkel Insulin kommt, lagern wir ein. Doch das ist noch nicht alles. Studien belegen, dass Menschen bei Stress dazu tendieren zuzunehmen.

Kann Stress dick machen?

Warum aber macht uns Stress dick? Cortisol müsste ja eigentlich der Schlüssel zum Abnehmen sein. Je mehr Stresshormone ausgeschüttet werden, desto mehr Fettsäuren, die sich auf die Reise machen. Wo ist der Fehler im System? Dazu muss man wissen, dass es sogenannten Eu-Stress und Dis-Stress gibt. Gesunden und ungesunden Stress. Eu-Stress empfinden wir nicht als Belastung. Das kann die positive Aufregung vor der Hochzeit oder die Geburt des Babys sein. Wir freuen uns, wenn wir nach einem langen Arbeitstag endlich eine Runde joggen gehen dürfen, ziehen unsere Laufschuhe an, wärmen die Muskeln auf, und los geht es. (Sie können ebenso im Schwimmbad ein paar Bahnen ziehen oder aufs Fahrrad steigen. Jeder so, wie er mag.)

Dopamin wird ausgeschüttet, und gleichzeitig werden auch die frei gewordenen Fettsäuren zu ihren Zielzellen in den Muskeln transportiert und dort verbrannt. Ein geschlossenes gutes System also. Aber was passiert nun bei ungesundem Stress? Der sogenannte Dis-Stress?

Diesmal wird Cortisol ausgeschüttet, das wissen wir ja bereits. Die Fettzellen mobilisieren daraufhin ihre freien Fettsäuren, und es kommt zu einer Bereitstellung derselben in den Blutgefäßen. Nun wird aber gerade nicht gejoggt oder körperlich gearbeitet, die freien Fettsäuren irren ziellos herum, weil sie nirgendwohin bestellt werden, wo sie verbrannt werden können. Was in der Folge passiert, beantwortet unsere Frage, wie Stress und Dicksein zusammenhängen. Denn nun werden die Fettsäuren entweder von den Makrophagen aufgeschnappt, oder sie werden an anderer Stelle von anderen Fettzellen wieder aufgenommen, die noch Kapazitäten haben. Und was machen die? Einlagern! Die

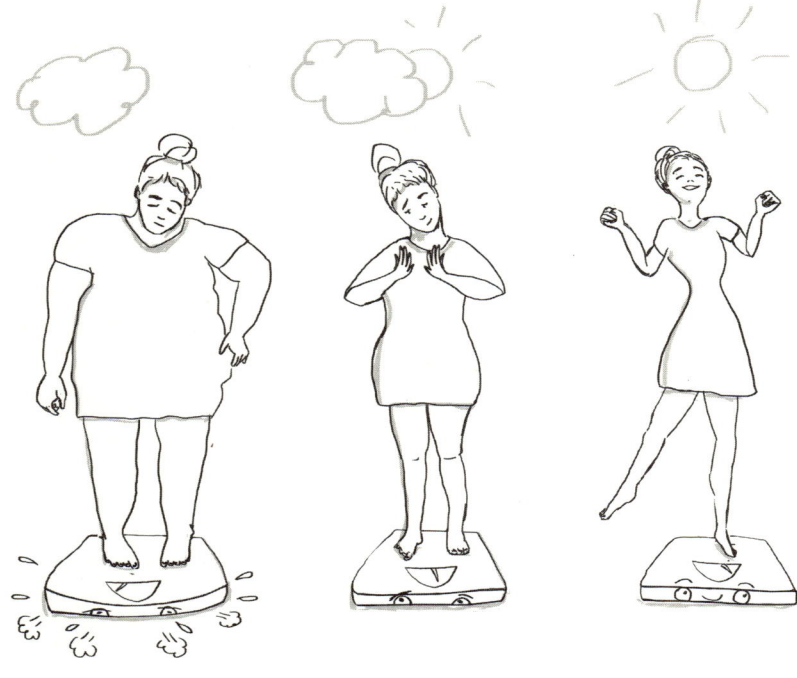

Fettzellen können also mit zu viel Cortisol erst mal nichts Konstruktives anfangen.

Doch es gibt noch einen interessanten Mechanismus, den Sie vielleicht noch nicht kennen: Cortisol und seine Vorstufe Cortison gehören zur Klasse der **Gluco**corticoide. Diese Hormone werden in der Nebennierenrinde gebildet und können den Blutzucker erhöhen. Sie wirken katabol. Das bedeutet, sie stellen dem Körper nicht nur Fettsäuren aus den Fettzellen zur Verfügung, sondern sie erhöhen auch den Blut**gluco**sespiegel, indem sie das Glykogen aus der Leber abbauen. Folglich tritt nun auch das Insulin auf den Plan und möchte den Blutzuckerspiegel wieder senken, indem er die Körperzellen dazu anregt, Glucose aus dem

Blut aufzunehmen. Und das gute alte Spiel mit dem Insulinspiegel beginnt von vorne: Heißhungerattacken und der nächtliche Gang zum Kühlschrank. Mit dem Insulin haben die Fettzellen aber früher oder später ein massives Problem. Stichwort: Insulinresistente Fettzellen.

Darüber hinaus baut das Cortisol nicht nur Fett und Zucker aus dem Körper ab, sondern bedient sich auch der Proteine aus den körpereigenen Muskeln. Cortisol ist also ein echter Räuber. Mal positiv ausgedrückt: Cortisol ist ein gerissener Alleskönner, der uns im Zweifelsfall das Überleben sichern wird. Doch er verfehlt seine Aufgabe, wenn wir **nur** Stress haben. Dann werden nämlich die Muskeln nicht aktiviert und keine Fettsäuren verbraucht.

Auch bei exzessivem Fasten und Diäthalten kommt es zur Ausschüttung von Cortisol, weil der Körper Hunger und somit Stress hat. Daher sollte man die Finger von Radikaldiäten lassen. Der Cortisol-Spiegel wird eher noch erhöht, und es kommt langfristig nicht zum gewünschten Gewichtsverlust. Im Gegenteil.

Das ist des Rätsels Lösung und der Grund, warum wir nicht ab- sondern sogar zunehmen, wenn wir Stress haben. Die sozialen Umstände lassen uns aber oft keine allzu große Wahl. Wir müssen funktionieren, Leistung erbringen, und dazu ist uns oft jedes Mittel recht. Die innere Stimme des Körpers wird gerne überhört, wenn es heißt »Schlafen gehen, Finger weg vom Kühlschrank und einfach mal Pause machen«. Dann wird im Büro oft erst die nächste Runde Pizza bestellt, und die Schokoriegel-Automaten in den Krankenhäusern oder Fabriken beginnen sich im Nachtdienst zu leeren.

Daher ist es wenig verwunderlich, warum wir in stressigen Situationen oft zum Schokoriegel und so selten zur Karotte greifen. Wir möchten die größtmögliche Energiedichte für uns herausholen und schnelle Energie liefern. Und dank Onkel Insulin baut der auch alles ziemlich zügig wieder ein.

Und was machen wir nun gegen diesen Stress-Cortisol-Fett-Teufelskreis? Den Job hinschmeißen? Unser Leben umkrempeln? Dauerurlaub am Meer? Stressspirale und Hamsterrad für immer hinter uns lassen? Vielleicht sind es aber gar nicht die großen Schrauben, an denen wir drehen müssen. Auch kleine Schritte haben große Wirkung.

Realistisch gesehen können wir Stress leider eh nicht komplett aus unserem Leben verbannen. Aber wenn wir schon gestresst sind, dann sollten wir umso dringender für körperliche Betätigung sorgen, damit die vielen durch das Cortisol freigesetzten Fettzellen nicht unnötig eingelagert werden. Regelmäßige Spaziergänge (in der Mittagspause) und Fahrradfahrten (statt Auto oder Bus und Bahn) können da schon hilfreich sein. Wir sollten vielleicht auch öfter die Treppe statt den Fahrstuhl nehmen. Der Alltag bietet mehr Möglichkeiten, als wir denken. Außerdem dürfen wir unsere persönliche Bedürfnisbefriedigung nicht aus den Augen verlieren. Das ist ganz wichtig. Denn nichts ist effektiver im Kampf gegen Stress als Glückshormone. Und wie!

GUT ZU WISSEN ...

Cortisol besitzt ebenfalls eine wichtige Beteiligung an immunologischen Prozessen. Nicht umsonst bekommt man beim Hautarzt des Öfteren mal eine Cortison-haltige Creme verschrieben. Unter anderem beeinflusst es die Bildung und Verteilung von Leukozyten (weißen Blutkörperchen), Erythro-

zyten (roten Blutkörperchen) und Thrombozyten (Blutplätt-
chen). Sie wirken bei chronisch entzündlichen Hautkrankhei-
ten wie Schuppenflechte oder Psoriasis topisch, also auf und
in der Haut.

Cortison-haltige Medikamente werden auch bei chronisch
entzündlichen Darmerkrankungen eingesetzt, und die meisten
Patienten reagieren darauf mit einer schnellen Besserung.
Cortisol kann allerdings auch Nebenwirkungen haben. Zu viel
Cortison/l ist nicht gut für uns. Oft schwemmt es uns auf –
man bekommt ein sogenanntes Mondgesicht, wenn man
einen gewissen Schwellenwert an Cortison eingenommen
und erreicht hat. Kritisch betrachtet ist es Fluch und Segen
zugleich für die moderne Medizin. Ähnlich wie beim Antibio-
tikum, das unzählige Leben rettet, gibt es auch immer mehr
Antibiotika-resistente Keime, die darauf zurückzuführen sind,
dass der Einsatz von Antibiotika oft zu willkürlich und wahllos
getroffen wird.

Licht aus! Jetzt wird geschlafen!

Tatsächlich gibt es aber noch einen Mechanismus, mit dem wir
das Cortisol wieder loswerden beziehungsweise in die Schranken
weisen können. Und das Allerbeste ist: Dieser ist einfach und
kostet fast nichts. Nur Zeit. Und die sollten wir uns nehmen!
Wir müssen uns dazu nur hinlegen und versuchen zu schlafen.
Denn im Schlaf schütten wir gleich mehrere Hormone aus, die
sogenannte Antagonisten (Gegenspieler) des Cortisols sind.
Dazu gehört das Wohlfühlhormon Serotonin. Diese»Wunder-
droge« wird sowohl bei körperlicher Betätigung als auch bei Ent-

spannung (Yoga, Meditation, Schlaf) ausgeschüttet. Es macht uns glücklich und ausgeglichen.

Das Serotonin wiederum wird im Zentrum unseres Gehirns in Melatonin umgewandelt. Das ist ebenfalls ein Hormon, das von der Zirbeldrüse gebildet wird. Es beeinflusst den circadianen Rhythmus (Tag-Nacht-Rhythmus) und wird durch Licht und Dunkelheit gesteuert. Tageslicht bremst die Ausschüttung von Melatonin. Kaum liegen wir aber im Bett und haben das Licht gelöscht, strömt Melatonin durch unseren Körper, und das heißt: Ruhe! Energieverbrauch und Blutdruck werden gesenkt.

Der Schlaf wiederum besteht aus verschiedenen Phasen. Nicht alle sind gleich intensiv, und nicht in allen Phasen träumen wir gleich. Das Wachstumshormon Somatropin kann sich nur in der Tiefschlafphase bilden und dann im wahrsten Sinne des Wortes in aller Ruhe an unserer Fettverbrennung mitarbeiten. »Schlank im Schlaf« funktioniert also nur, wenn alle mitspielen: Serotonin, Melatonin und Somatropin.

Schlafstörungen entstehen vor allem, wenn zu wenig Melatonin gebildet wird. Und das könnte eben auch am mangelnden Serotonin liegen. Ohne Wohlfühl- und Glückshormone kein gesunder Schlaf. Auch hier hat unser Organismus schlau vorgebaut. Da wird nichts dem Zufall überlassen.

Es gibt zwar bestimmte Labor- und Referenzwerte, an denen wir absehen können, dass »zu wenig gebildet wird«, aber tatsächlich ist es ein sehr individuelles Hormon. Wir weisen alle einen minimal unterschiedlichen circadianen Rhythmus auf – die einen können nachts besser arbeiten (Nachteulen) und andere sind frühe Vögel (Early Birds). Dieser circadiane Rhythmus wird ebenfalls durch unseren persönlichen Melatoninspiegel gesteuert. Dadurch ist es so wichtig, dass wir auf unsere ganz spezielle »Werkseinstellung« und Bedürfnisse Rücksicht nehmen.

Und nun kommt wieder unser Cortisol ins Spiel. Der Gegenspieler des Melatonins. Die Cortisol-Produktion unterliegt einem natürlichen Zyklus, welcher im Zusammenhang mit dem circadianen Rhythmus steht.

Das erklärt, warum der Cortisol-Spiegel morgens gegen acht Uhr am höchsten ist (der Melatonin-Spiegel am niedrigsten) und der Melatonin-Spiegel hingegen nachts um drei Uhr seinen Höhepunkt erreicht. Sind wir nun sehr gestresst, so steigt vor allem der Cortisol-Spiegel an. Das kann zur Folge haben, dass abends der Melatonin-Spiegel nicht ansteigen kann, weil wir noch zu viel von seinem gestressten Antagonisten im Blut haben. Die Folge ist ein gestörter Einschlaf- und Durchschlafprozess. Da liegen wir dann im Bett und im Kopf rasen die Gedanken, wir kommen einfach nicht zur Ruhe. Und negative Gedanken, Sorgen und Grübeleien führen wieder zu einer Stressreaktion im Gehirn.

Folglich können wir in der Nacht nicht genügend Melatonin bilden, wir haben zu lange einen Cortisol-Überschuss, der circadiane Rhythmus verschiebt sich. Die Nacht fällt also nicht besonders erholsam aus, und am nächsten Morgen, wenn der Wecker um sieben Uhr klingelt, ist es auch nicht besser. Wir haben unser Cortisol ein bisschen zu spät abgebaut und nun einen Melatonin-Überhang. Wir sind müde. Kommen nicht aus den Federn. Uns fehlt schlicht und ergreifend das Cortisol, das wir natürlicherweise um diese Uhrzeit zur Verfügung hätten und auch dringend benötigen.

Doch ein neuer Tag beginnt. Unaufhaltsam. Mit sozialem »Stress« und vor allem einem doppelten Espresso und einem Croissant. Das Koffein pusht uns und zwingt unseren Körper geradezu, eine Cortisol-Erhöhung vorzunehmen. Und so geht der ganze Tag weiter. Wir gehen mittags in die Kantine und möchten uns mit Pasta und Dessert belohnen, weil die letzte Nacht hart war. Doch die nächste wird nicht besser, das Projekt muss ja fertig werden. Am Abend ist außerdem Elterngruppe im Kindergarten, und wir müssen auch noch die Steuererklärung fertig machen. Und Sie denken sich: Nur Salat ist auch keine Lösung. Eine Belohnung muss her, etwas Schönes, damit mein Gehirn wenigstens etwas beruhigt ist.

Wir erleben kumulativ an solchen Tagen und Nächten einen Überschuss an Cortisol und einen absoluten Mangel an Melatonin.

Was also können wir tun? Jeden Tag Yoga machen und Entspannungstee trinken? Ist es das, was uns glücklich und schlank macht, oder gibt es nicht doch noch einen anderen Weg?

Let the sunshine in!

Die Antwort lautet: Serotonin ist gefragt. Wie kommen wir nun da aber ran? Gibt's das vielleicht im Biomarkt? Nein, es ist sogar noch viel einfacher. Gehen Sie einfach mal raus. Licht heißt das Zauberwort. Licht ist ebenfalls kostenlos und steht uns allen zur Verfügung (hoffe ich zumindest). Und das Sonnenlicht zählt zu den wichtigsten Steuerungsfaktoren für Melatonin und den circadianen Rhythmus.

Tagsüber können wir das Sonnenlicht einfach auf unserer Haut einfangen. Dort geschieht etwas ganz Wunderbares: Es wird Vitamin D und Serotonin gebildet, unser Wohlfühlhormon, das wir brauchen, um Melatonin zu bilden.

Und nachts hat der Körper weniger Probleme, sich auf Regeneration einzustellen. So einfach ist das. Licht aus, Regeneration an. Bühne frei für's Melatonin. Wenn wir diese einfache Übung öfter machen würden – tagsüber Licht tanken, regelmäßige Bettgehzeiten, in denen wir einfach das Licht löschen, Handy in den Flugmodus schalten und die Augen schließen –, dann ist es das Beste, was wir unseren Fettzellen, dem Cortisol-Spiegel und unserem Körper generell bieten können. Und das alles wird sogar quasi frei Haus geliefert!

Um unseren Cortisol-Spiegel zu senken, müssen wir also keine Wunderpillen kaufen, keine besondere Diät halten und auch nicht jeden Abend abgehetzt in den Yoga-Kurs düsen, um die innere Ruhe zu finden. Eigentlich ist es ziemlich einfach: Mit Sonnenlicht und ausreichend Schlaf. Tagsüber ein Spaziergang oder eine Pause in der Sonne, nachts ein dunkles Zimmer und Ruhe. Das ist alles, was der Körper zur Selbstheilung vom Tag braucht. Ziemlich genial, oder?

Wenn wir nun noch einmal alles zusammen betrachten, dann liegt der Teufelskreis jedoch glasklar auf der Hand. Wir stehen gehetzt vor dem Spiegel und sind unzufrieden mit unserer Figur. Die Bluse spannt um den Bauch rum, und wir fühlen uns schon seit Tagen oder Wochen unwohl und träge. Glückshormone? Grad eher nicht. Der Zustand stresst uns. Insofern kein guter Zeitpunkt, um eine Diät zu beginnen. Das kann nämlich nur in die Hose gehen. Wenn Sie Ihren Körper in diesem Moment nun quälen und bestrafen, indem sie ihm radikal das entziehen, was er liebt (Fett und Zucker), dann haben Sie aber Gevatter Insulin und seinen Kumpel Cortisol schwer unterschätzt. Die machen Ihnen garantiert einen Strich durch die Rechnung.

Sie sollten gerade jetzt sich und Ihren »ach so unperfekten« Körper verwöhnen. Es muss ihm (und Ihnen!) gut gehen. Seien Sie nachsichtig und wohlwollend. Und dafür müssen die ersten Schritte im Kopf beginnen.

Zunächst sollten die Stressfaktoren eliminiert (oder zumindest reduziert) werden. Ferner wäre es gut, wenn wir mittels

Bewegung, Entspannung und Freude für Serotonin- (und Dopamin-) Ausschüttung sorgen. Auch Lebensmittel können die Serotonin-Ausschüttung befördern: Nüsse, Schokolade, Bananen, Fisch, Rindfleisch, Pilze, Bohnen und alles, was grün ist. Erst dann kommen wir überhaupt wieder in eine gute Balance. Denn alles, aber auch absolut alles in unserem Organismus ist auf zwei Seiten ausgerichtet, die sich ausgleichen müssen. Gegensätze, die zusammen ein perfektes System ergeben. Wie Speichern und Abgeben.

Wir brauchen Aktivität und Ruhe. Hell und Dunkel. Regelmäßig frische Luft und Licht, Bewegung und Entspannungsphasen. Erst dann können wir uns mit unserem (ungeliebten) Fett beschäftigen. Das wird dann von alleine gerne Fettsäuren abgeben, wenn wir auch dafür sorgen, dass sie verbrannt werden. Und das alles ohne ungesunde Cortisol- und Insulin-Feuerwerke.

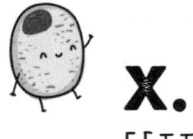

X.
FETT = SPIEGEL
UNSERER SEELE

Kummerspeckmäuse und Trostschokolade

Mein Fett hat etwas mit mir ganz persönlich zu tun. Es ist Teil meines Organismus, wurde mir individuell vererbt und hat mich geformt. Dafür haben nicht nur Rezeptoren und Lipoprotein-lipasen gesorgt. Sondern auch meine Psyche.

Meine Persönlichkeit, meine Gefühle und Gedanken, gehören zu meinem Fettstoffwechsel wie Leptin und Adiponektin.

Dass Essen und Gefühle zusammenhängen, wird wohl kaum jemand leugnen. Eine ganze Industrie hat sich darauf gestürzt und Produkte wie »Trostschokolade« oder »Frustschutzbär-chen« auf den Markt geschmissen. Begriffe wie Frustessen, Nervennahrung und Kummerspeck gehören zum allgemeinen Sprachschatz. Und da ist der Weg vom Essen zum Fett nicht weit. Denn was man uns mit Produkten wie Anti-Stress-Schoko-lade suggeriert, ist, dass Essen, insbesondere Süßigkeiten und Hochkalorisches, unsere negativen Gefühle beseitigen können. Ganz falsch ist das nicht: Schokolade (vor allem die dunkle) lässt unseren Serotonin-Spiegel steigen, und die Glückshormone werden aktiv. Wir fühlen uns kurzfristig besser. Schwerwiegende Probleme wird man damit natürlich nicht los. Vielmehr entsteht auf Dauer der sogenannte Kummerspeck. Und der ist gar nicht gut. Allerdings klingt der Name weitaus niedlicher als Morbide Adipositas, also krankhaftes Übergewicht, das mit ernsthaften Begleiterkrankungen daherkommen kann.

Wenn wir über unser Fett sprechen, dann müssen wir auch über die Psyche reden. Sie gehört zu unserem komplexen System. Und wenn unser Körperfett zum Problem wird, haben bei der Entstehung auch psychische Faktoren eine Rolle gespielt. Das können wir unseren kleinen Fettzellen nicht in die Schuhe schieben.

Werfen wir nun zunächst einen Blick in unsere Psyche, denn auch die »arbeitet« den ganzen Tag.

Im Prinzip besteht die Psyche aus drei Komponenten:
1. Bedürfnisse (Triebe) (Sigmund Freud nannte es das ES)
2. Normen, Werte, Regeln, Moral (das ÜBER-ICH)
3. Selbstbewusstsein, Persönlichkeit (das ICH)

Regt sich also ein Bedürfnis wie essen oder schlafen, dann will es unverzüglich befriedigt werden. Nun tritt aber das ÜBER-ICH auf den Plan und schaut, ob es auch okay ist. Also gesellschaftlich in Ordnung. Das ÜBER-ICH bewertet kurz die Lage und sagt: Nein. Also muss der Chef her, das ICH, und vermittelt zwischen den beiden. Er hat Verständnis für das Hungerbedürfnis, sieht aber ein, dass das ÜBER-ICH im Recht ist, da die momentane Situation eine Bedürfnisbefriedung unmöglich macht: In einer Konferenz kann ich nicht einfach mein Butterbrot rausholen, geschweige denn mal kurz ein Nickerchen machen. Also entscheidet das ICH: Jetzt wird weder gegessen noch geschlafen. Das muss vertagt werden.

Diese »Konfliktgespräche« zwischen den dreien laufen in uns permanent ab. Im besten Falle herrscht auch da ein harmonisches Gleichgewicht. Wird das ES immer vernachlässigt, kommt Frust auf. Pfeifen wir ständig auf die Warnungen des ÜBER-ICH, werden Schuldgefühle und schlechtes Gewissen auf den Plan gerufen. Das kann zermürben. Beides ist auf Dauer nicht gut.

Diese innerpsychischen Prozesse spielen bei unserem Fettstoffwechsel, vor allem bei Lipolyse und Lipogenese, eine große Rolle. Wer oder was entscheidet, ob ich Fett abbaue oder einlagere? Wie läuft die Psycho-Diskussion ab, wenn es um die Frage geht: Wiener Schnitzel oder Gemüseauflauf? Sportstudio oder Kino?

Da kann man sich gut vorstellen, was in der Psyche während einer Diät los ist. Das ES schreit unaufhörlich nach Befriedigung, das ÜBER-ICH bleibt hart, und das ICH ist hin- und hergerissen, weil es die Bedürfnisse natürlich nicht auf Dauer in die Ecke stellen kann. Hungerkuren sind nicht nur für unser Fettgewebe der Horror, auch unsere Psyche leidet. Und da sie nun einmal zu unserem komplexen System gehört, dürfen wir sie auch in Sachen Fettstoffwechsel nicht außen vor lassen.

In diesem Sinne wollen wir uns im folgenden Kapitel mal ein paar »indiskrete« Fragen stellen:

1. Warum esse ich eigentlich?
2. Wer oder was entscheidet, wann oder was ich esse?
3. Welche Rolle spielt(e) Essen in meinem Leben – früher und heute?
4. Was haben Krisen und Konflikte mit meinem Fettstoffwechsel zu tun?
5. Was fehlt mir wirklich? Buttercrèmetorte oder Liebe?

Mahlzeit!

Nahrungsaufnahme (inklusive Fett) ist ein elementares Grundbedürfnis. Überlebenswichtig. Es ist nicht nur eine Notwendigkeit, sondern auch Befriedigung auf mehreren Ebenen. Babys saugen zufrieden an Mamas Brust und schlafen glücklich ein. Kinder lieben Spaghetti mit Tomatensauce und essen Pommes am liebsten mit den Fingern. Und wir, die Großen, seufzen wohlig bei einer Portion Gambas mit Aioli. Essen ist sinnlich. Wir genießen es mit all unseren Sinnen. Eindeutig Abteilung ES. Essen hat viele Funktionen. Es muss uns satt machen und Energie liefern. Aber es hat auch eine soziale Aufgabe. Ein gutes Mahl in der Gemeinschaft, in der Familie oder mit Freunden macht uns glücklich. Es verbindet uns mit anderen. Essen kann Trost spenden, aber sicher kennt auch der ein oder andere das Phänomen des Frustessens. Das ist kein Grund, sich zu schämen. Sich nach einem »Horrorbürotag« beim Lieblingsitaliener mit Lasagne und Tiramisu zu verwöhnen ist keine Schande.

Für viele Menschen ist Essen aber zu einem Problem geworden. Was einst gut und schön war, hat seine Unschuld verloren. Durch Junk-Food und Co. bei der abendlichen Serie und hochkalorische Zuckersnacks im Marathon gegen überbordende Arbeitsanforderungen ist sein eigentlich durch und durch positives Image verschwunden (Eindeutig Abteilung ÜBER-ICH.)

Dafür gibt es Gründe, und die finden wir nicht bei einem Blick in den Kühlschrank; die Lösung liegt auch nicht in Kalorientabellen und hat auch nichts mit vermeintlicher Disziplinlosigkeit zu tun. Wenn wir unser Fett nicht loswerden, dann liegt das auch daran, dass Essen nicht nur Nahrungsaufnahme und Genuss ist, sondern Fett für uns eine »Funktion« hat, die weit über eine natürliche Versorgung hinausgeht. So wie unser Gehirn maßgeblich am Fettstoffwechsel beteiligt ist, haben auch unsere Gefühle und unsere gesamte emotionale »Konstitution« einen großen Einfluss auf unser ganz persönliches Fett.

Dicke Tröster – Warum uns Sorgen dick machen

Grund 1: Probleme erzeugen Stress

Kehren wir also noch mal auf unsere Bedürfnispyramide zurück, denn da finden wir die Gründe, weshalb Nahrungsaufnahme nicht (mehr) nur gut und schön ist.

Sind unsere Grund- und Individualbedürfnisse nicht oder nur unzureichend befriedigt, hat das negative Konsequenzen: Ängste, Sorgen, Frust, Traurigkeit. Da gehen in unserem Inneren die Alarmglocken an. Adrenalin und Cortisol machen sich in unserem Fettgewebe breit.

Leider gibt es auch in unserem Land immer noch viel zu viele Menschen, die nicht glücklich und ausgeglichen ihr Frühstück verzehren, die beim Mittagessen sorgenvolle Gedanken plagen, und das Abendbrot wird vielleicht von Existenzängsten begleitet.

Hier eine traurige Tatsache: Wissenschaftler fanden heraus, dass die Rate an übergewichtigen Menschen in der deutschen Bevölkerungsschicht mit niedrigem sozioökonomischen Status rund zwanzig Prozent höher ist. All die Menschen, die von ihrem Einkommen nicht anständig und sorglos leben können, die in ihrem Beruf keine Wertschätzung und Anerkennung erfahren, obwohl sie »systemrelevant« sind. AltenpflegerInnen, ErzieherInnen, Krankenschwestern und Müllwerker. Menschen, die Angst um ihren Arbeitsplatz haben, die nicht wissen, wie sie die Miete bezahlen sollen, oder denen einfach Erholungsphasen

fehlen, weil sie Nebenjobs machen müssen und / oder kein Geld
für einen wohlverdienten Urlaub haben.

Was wen stresst oder plagt, mag zwar individuell sein, die
Gefühle sind aber bei allen Menschen die gleichen: Frust, Wut,
Ärger, Traurigkeit oder innere Unruhe. Und da »hilft« immer
ein Stück Schokolade (Nervennahrung!), da »tut man sich was
Gutes«.

Wir finden Übergewicht und Fettleibigkeit natürlich auch in
Vorstandsetagen, in den schicken Vorstadtvillen und bei den
»Besserverdienenden«. Sind deren Bedürfnisse auf allen Ebenen
nicht mehr aus ausreichend befriedigt? Augenscheinlich schon.
Aber wie es hinter der glänzenden Fassade aussieht, wissen wir
nicht. Die Konzernführung macht Druck, weil die Zahlen nicht
stimmen, irgendjemand sägt immer am Chefsessel. Die Frau ist
frustriert, weil der Mann so wenig Zeit hat. Die Kinder machen
Probleme. Hat man den ganzen Tag nur Ärger gehabt, wird der
am Abend gerne mit einem Bierchen »runtergespült«. Oder auch
zwei.

Schäm dich!

Grund 2: Schuldgefühle

Die Gründe, warum Menschen ein Problem mit dem Essen
und / oder mit ihrem Gewicht haben, liegen viel tiefer, als wir
vielleicht denken. Sie sind fest in jedem Einzelnen verankert.
Meist findet diese Programmierung in unserem Gehirn schon
sehr früh statt.

Mal Hand aufs Herz: Wie oft hatten Sie nach einem Besuch im
Burgerladen ein schlechtes Gewissen? War es Ihnen schon mal
peinlich, weil Sie zu dem Stück Kuchen bei der netten Kellnerin

noch Sahne bestellt haben? Kennen Sie das ungute Gefühl nach einem Rundgang über den Rummelplatz oder einem Biergartenbesuch? Aperol Spritz, Bratwurst, Schnitzel, Kaiserschmarrn und Softeis?

Seltsamerweise empfinden viele Menschen nach diesen »Schlemmerorgien« keine Glücks- sondern eher Schuldgefühle. Da hat das Gehirn nach Fett und Zucker geschrien, wir haben es prompt »bedient«, und zum Dank bekommen wir ein schlechtes Gewissen.

Vielleicht sagen Sie jetzt aber auch: Schlechtes Gewissen? Ich? Ne, kenne ich nicht. Ich bin nach einem doppelten Baconburger der glücklichste Mensch der Welt. Glückwunsch! Sie sind zu beneiden! (Und anscheinend funktionieren die Abläufe in Ihrer Psyche ziemlich reibungslos.)

Denn tatsächlich gibt es nur noch wenige Menschen, für die Essen einfach nur Genuss (und natürlich Selbsterhaltung) ist. Das Thema Ernährung ist medial präsent, dass es schon lange nicht mehr Privatsache ist, was wir uns »einverleiben«. Wir stehen unter Beobachtung. Vor allem unter der eigenen. Unsere Gesellschaft, die Werbung, TV-Sendungen und »Spitzenköche« geben uns vor, was »gut und richtig« ist, und nicht selten sind wir völlig überfordert von »neuen« Erkenntnissen.

Das liegt eben auch an unserer Psyche. Wir befinden uns in einem ewigen Kampf zwischen Wollen (ES) und Dürfen (ÜBER-ICH).

Auch hier scheint man uns ein »duales« System eingebaut zu haben.

Unsere elementarsten Bedürfnisse schreien nach Befriedigung, ohne Wenn und Aber. Denen ist es vollkommen egal, ob es gerade passt oder nicht. Regeln und Normen haben dann nicht so viel zu melden. Hier regiert der blanke Trieb: Sexualtrieb – und (um beim Thema zu bleiben) natürlich der Nahrungstrieb. Gegen unsere Grundbedürfnisse haben wir nur bedingt eine Chance, temporär kriegen wir sie in den Griff. Aber langfristig werden sie immer gewinnen: Wir kippen vor Müdigkeit einfach um – und der Hunger treibt uns an den Kühlschrank. Sonst würden wir sterben. Dafür sorgt eben auch unser perfekt ausgeklügelter Organismus mit seinen Hormonen und Botenstoffen.

Auf der anderen Seite haben wir aber auch ein »Kontrollzentrum«, das stark durch gesellschaftliche Normen und Werte geprägt ist. Gott sei Dank. Sonst würden die Menschen hormongeschwängert einfach übereinander herfallen, und wann und wo sie wollten essen und schlafen. Manchmal aber verliert unser vernünftiges Kontrollzentrum gegen die ungezügelten Bedürfnisse, und dann macht sich dieses fiese schlechte Gewissen breit: Schuldgefühle. Das eine Gläschen zu viel am Abend oder die letzten zwei Pralinen, die machen uns am nächsten Morgen physisch und psychisch das Leben schwer.

Dieses uns eingebaute Psychosystem ist (neben den physiologischen Fakten) der Grund, weshalb radikale Diäten nicht funktionieren und meistens in einem Teufelskreis enden.

Wir entziehen unserem Organismus nicht nur dringend benötigte Nährstoffe (Fette, Kohlenhydrate, Zucker), wir stellen auch unsere Psyche auf eine echt harte Probe.

Es ist also in Sachen Fett nicht unwichtig, wie wir psychisch programmiert sind. Nach einem grünen Salat haben wir kein schlechtes Gewissen, nach einem Stück Sahnetorte schon eher. Und hier liegt der Hase im Pfeffer.

Gewissens-Bisse ...

Spätestens seit dem Film »Super Size Me« ist uns allen klar, dass Fastfood auf Dauer dick macht. Der US-Regisseur Morgan Spurlock nahm einen Monat lang ausschließlich McDonald's-Produkte zu sich. Dreimal am Tag, eine komplette Mahlzeit. Guten Appetit. Am Ende hatte er gut elf Kilogramm zugenommen. Mit den Zutaten eines Fastfood-Menüs hat unser Fettstoffwechsel einiges zu tun: Viele gesättigte Fettsäuren, eher lang- als mittelkettig, massenhaft Transfettsäuren und Zucker. Außerdem macht das ganze Zeug – den vielen Geschmacksverstärkern sei Dank – auch noch süchtig. Das wissen wir ebenfalls. Was Sie aber vielleicht noch nicht wissen, ist der Zusammenhang zwischen Ihrem Fett und guten und schlechten Gefühlen. Unser Fettstoffwechsel ist nicht nur stressempfindlich, er ist auch emotionsabhängig.

Könnte das der Grund sein, warum ein paar superschlanke Menschen Fastfood mampfen können, ohne dick zu werden? Und das nicht zu knapp. Ist der Unterschied, dass die einen glücklich sind und sich bewusst und mit Freude für den Hamburger und die Fritten entscheiden? Und die anderen essen die Currywurst mit einem schlechten Gewissen und Schamgefühlen? Oder ist es einfach zur Gewohnheit geworden, weil sie als Kind damit aufgewachsen sind? Und sie sich deshalb gedankenverloren und unbewusst das fettige XXL-Menü hineinschieben?

Fragen über Fragen. Aber wieso macht es die einen dick und die anderen nicht? Ha, werden Sie jetzt rufen: Guter Verwerter, schlechter Verwerter! Oder: Ketose! Die einen treiben Sport, die anderen nicht! Kann alles sein, aber darum geht es hier jetzt nicht.

Der Unterschied sind die Emotionen, **mit** denen wir essen.

Sie denken, das ist völliger Quatsch? Biochemie bleibt Biochemie. Kalorien bleiben Kalorien. Die Fettsäuren bleiben Fettsäuren, und die Glucose bleibt Glucose. Und jetzt komme ich daher und erzähle Ihnen etwas von guten und schlechten Gefühlen? Ich nenne das Fettstoffwechsel 2.0. Dazu gehören mehr als nur Enzyme und Proteine, Emulgatoren und die Spaltung und der Transport von Fettsäuren. Das alles sind mechanische Vorgänge, die wir kennen. Nun aber müssen wir bei diesem ganzen Prozess auch unsere Gefühle berücksichtigen.

Eine schlanke Person, die Lust verspürt, einen Hamburger zu essen, wird sich dabei niemals schuldig fühlen. Im Gegenteil, sie wird sich darauf freuen und mit Genuss zulangen. Dabei wird sie vielleicht in Gesellschaft sein oder entspannt ein Buch lesen. Selbst wenn sie oder er danach noch ein Eis verputzt, wird sich kein schlechtes Gefühl einstellen. Sie/Er wird sich weder aufgebläht noch schlecht fühlen, sondern wohlig warm und satt.

Ein Mensch aber, der sein Leben lang auf »Dauerdiät« ist und jedes Jahr ein Kilo mehr auf der Waage bringt, bei dem die Hosen zwicken oder die Bikinifigur immer ein unerreichbarer Wunschtraum bleibt, wird den Burger mit anderen Gefühlen essen. Da versteckt sich in jedem Bissen das schlechte Gewissen. Denn wir haben das Gefühl, die Kontrolle über uns verloren zu haben. Und nichts ist schlimmer als Kontrollverlust.

Interessanterweise essen genau diese Menschen in Gesellschaft oft nur Salat. Oder Gemüse. Oder Gemüse mit Salat. Würden sie vor den Augen anderer hemmungslos zuschlagen, machten sich sofort Schamgefühle breit (»Dinner Shaming«). »Was werden die anderen denken?« – »Die da drüben schauen mich so komisch an.« – »Die Dicke bestellt Pommes. Passt ja.«

Schamgefühle verschwinden aber natürlich nicht, wenn man alleine zu Hause vor dem Fernseher sitzt und da dann die Packung mit den Chicken Nuggets auspackt. (Psyche ist immer und überall!) Der negative Gefühlsimpuls ist im Gehirn sogar schon angesprungen, bevor die fettigen Hühnerteile bestellt wurden. Was folgt, ist eine Kettenreaktion: Negative Gedanken erzeugen negative Gefühle. Die Amygdala im Gehirn wird aktiviert. Die negativen Emotionen erzeugen Stresshormone.

Bei der glücklichen Burger-Esserin hingegen werden die Afferenzen (alle Zuflüsse von Informationen) in der Großhirnrinde verarbeitet. Das macht einen entscheidenden Unterschied. Denn dort wohnen zielorientiertes Handeln, Verstand und Denken. Wir sind Herr (oder Frau) der Lage. Alles unter Kontrolle. Ich weiß, was ich tue! Und das ist gut so.

In der Amygdala hingegen sitzt das Angstzentrum. Amygdala ist griechisch und bedeutet so viel wie Mandelkern. Den Namen hat sie wegen ihrer Form. Die Amygdala ist in gewisser Weise ein Teil unseres Unterbewusstseins. Darauf haben wir keinen Einfluss. Sie nimmt Emotionen wie Ängste, Scham, Schuldgefühle, Trauer und andere seelische Verletzungen (Traumata) wahr und speichert diese. Teilweise so schnell und unbewusst, dass sie fragmentiert und unverarbeitet dort landen.

Beim »Dinner Shaming« sind also nicht der Burger, die Pommes oder der Schokoladensahneeisbecher an sich das Problem, sondern die Schuldgefühle und der Kontrollverlust. Und der Burger ist definitiv der Inbegriff für böses Essen. Also wird er mit negativen Emotionen »überhäuft« und mit einer Prise Schuldgefühl und Wut auf uns selbst in den Mund geschoben.

Im Gehirn kommt es somit zu einer Aktivierung der Amygdala - und nicht der Glückshormone. Die Geschmacksrezeptoren melden nach oben »Fett! Zucker! Juhuuu!« Aber die Amygdala meldet zurück: »Böse! Macht Dick! Lass die Finger davon!«

Anstelle von Serotonin wird Noradrenalin ausgeschüttet, und Sie wissen, was an den Fettzellen passiert, wenn Noradrenalin um die Ecke schießt. Daher kann ein Mensch, der den Burger heimlich herunterschlingt und sich dafür schämt, nur davon zunehmen. Es geht gar nicht anders.

Beißen wir aber mit einem guten Gefühl und ohne negative Emotionen in die Bratwurst – und erkennen sie damit als einen Ausnahmegenuss an – wird im Gehirn Serotonin ausgeschüttet. Die Geschmacksknospen freuen sich und das Gehirn ebenso. Auch die Verwertung der Fettsäuren und Glucose läuft an, aber jetzt wird anders verstoffwechselt, da das Noradrenalin ausbleibt.

Fatale Programmierung

Grund 3: Falsche Ernährungsgewohnheiten
Adipositas hat häufig Ursachen, die ihren Ursprung in der Kindheit haben. Nicht nur Genetik, sondern auch Prägung und Erziehung bilden unser Fett. Alles Dinge, die nicht in unserer Hand liegen. Warum hassen wir es trotzdem so?

Nehmen wir den kleinen Max, er ist sechs Jahre alt und ein echter »Wonneproppen«. Er mag Döner, Süßigkeiten und Softgetränke. Sein Körperfett wird immer sichtbarer, und die Unterscheidung zu seinen fitten und schlanken Freunden und Freundinnen immer frappierender. Für ihn ist der Sportunterricht Spießrutenlauf, und der Freibadbesuch im Sommer läuft selten ohne Demütigungen und Schamgefühle ab. Max ist der »Dicke«, er ist unsportlich, immer der Langsamste, und spätestens in der Pubertät macht sich der Frust breit, weil die Mädchen den schlanken Ole besser finden.

Erwachsene, die schon als Kind zu viele Fettzellen produziert haben, haben insofern oft eine lange Leidensgeschichte hinter sich. Das Fett war schon in ihrer Kindheit und Jugend ein ungeliebtes Dauerthema.

Wird ein Kind aber darüber hinaus im frühen Alter wegen seines Körpergewichts gehänselt, so verbleiben diese Erinnerungen und »Verschaltungen« mit negativen Emotionen sehr lange in der Amygdala und dem limbischen System gespeichert. Durch die Reaktionen seiner Umwelt lernt Max zunächst nur Bruchstücke. Erstes Fragment: Burger essen. Zweites Fragment: Gewicht. Drittes Fragment: Hänseln und Blicke in der Umkleidekabine. Diese drei Fragmente sind nun in seinem Erinnerungsgedächtnis fest miteinander verknotet.

Später, im Erwachsenenleben, kann Max keinen Burger mehr essen und dabei einfach nur glücklich sein. Diese Emotionen bleiben gespeichert.

Ein anderes Beispiel: Bei Tom zu Hause gibt es keine Süßigkeiten. Sie sind strengstens verboten. Und somit natürlich dadurch erst recht heiß begehrt. Jedes Kind mag Gummibärchen, und ein Stückchen Schokolade lässt, wie wir wissen, den Serotoninspiegel steigen – es macht glücklich.

Tom wird stets ermahnt, auch bei seinen Freunden nicht zu »sündigen«. Spätestens als Teenager wird er seinen »inneren Hunger« auf Süßes stillen. Dasselbe funktioniert mit fast jedem Lebensmittel, durch Restriktion und Deprivation (Entbehrung, Entziehung) in der frühen Kindheit entsteht ein Verlangen, das später im Übermaß erfüllt wird. Wahrscheinlich wird Tom locker eine Tafel Nussnougat und eine Tüte Weingummi vor dem Fernseher verdrücken. Er hat eben keinen »normalen und vernünftigen« Umgang mit Zucker gelernt.

Und dann gibt es auch noch das andere Extrem: Die 14-jährige Lotte hört ständig von ihren Eltern, sie müsse jetzt aber dringend mit dem Essen »aufpassen«! Schließlich sei sie in der Pubertät, die Hüften wachsen und sie wolle ja wohl nicht »auseinandergehen«. Ihre Mutter verfolgt mit strengem Blick jeden Bissen und kontrolliert, was Lotte gegessen hat.

Möglicherweise projiziert Lottes Mutter ihre eigenen Selbstwertkonflikte in das Kind hinein. Und wie soll Lotte das erkennen, geschweige denn verstehen? Vielleicht hat die Mutter ein Problem mit ihren eigenen Hüften und möchte es ihrer Tochter »ersparen«, später ebenfalls deswegen gehänselt zu werden. Das wäre verständlich und sicher wohlwollend gemeint, doch das Gefühl, das sie dadurch auslöst, ist eher gegenteilig. Lotte fühlt sich von ihrer Mutter nicht angenommen und empfindet das Verhalten eher als Ablehnung und Liebesentzug. Die Themen Essen, Gewicht, Aussehen und Akzeptanz sind von vorneherein nicht unbelastet und unbeschwert.

In der Konsequenz wird Lotte vermutlich anders ins Erwachsenenleben starten als ein Mädchen, das ganz natürlich mit Nahrung umgeht. Hier haben Zwang und Dauerkontrolle bei den Mahlzeiten ihre Wurzeln.

Zu viel oder zu wenig Essen, zu viel oder zu wenig Kontrolle.

Auch hier liegt das Problem in der mangelnden Balance. Als Erwachsene werden Max, Tom und Lotte möglicherweise kein »normales« Verhältnis zum Essen haben.

Emotionale Mangelerscheinungen

Es gibt nicht wenige Menschen mit morbider Adipositas, die die Ursachen für ihr gewichtiges Gesundheitsproblem in der Kindheit finden. Aber nicht immer hat das etwas mit Verboten oder Kontrolle zu tun. Hier liegen die Gründe noch tiefer.

Verlusterlebnisse, die Trennung der Eltern oder der Tod eines Elternteils, belastende familiäre Situationen, Alleinsein und »Sich-ungeliebt-fühlen« können dazu führen, dass Essen zur Ersatzbefriedigung wird. Übergewicht rein als körperliches Problem zu verstehen greift zu kurz. Wir müssen den Blick auch nach innen richten. Sich mit seinem seelischen Zustand auseinanderzusetzen ist weitaus schwerer. Dabei haben die Betroffenen auch hier oft keine Schuld – wenn man schon bei diesem dummen Wort bleiben möchte. Vielmehr tragen sie oft einen inneren Konflikt jahrzehntelang mit sich herum, dessen sie sich selbst häufig gar nicht bewusst sind. Und das muss nicht unbedingt mit dem Thema Essen zu tun haben.

Der Konflikt kann weit in die Kindheit zurück reichen, in der man vielleicht von einem Elternteil zu wenig Aufmerksamkeit bekommen hat oder in der sogar schlimmere Dinge passiert sind. Unter das Stichwort »emotionaler Abusus« fällt vieles, was viel weniger bekannt ist als körperlicher Missbrauch.

Jede Generation hat Kindheitserinnerungen und Prägungen in seinem Lebensgepäck. Gute wie schlechte.

Die Männer und Frauen der Nachkriegsgeneration hatten beispielsweise oft ein Elternteil im Krieg verloren, Verlustsituationen, die nie richtig aufgearbeitet wurden; das andere Elternteil wiederum musste die Familie ernähren und ums nackte Überleben kämpfen. Kindheit in dieser Zeit bedeutete eine Zeit voller Entbehrungen (materiell und emotional), und es ist kein Wunder, dass während des Wirtschaftswunders hemmungslos Eisbein und Sauerkaut, Rinderrouladen und Klöße verdrückt wurden.

In der heutigen Zeit haben manche Eltern wenig Zeit, weil sie drei verschiedenen Jobs nachgehen müssen, um die Familie zu ernähren. Aus diesem Grund können sie sich weniger um ihre Kinder kümmern, als ihnen lieb ist. Andere Familien merken dagegen den Druck der Leistungsgesellschaft deutlich in ihrem Alltag, wenn die Eltern noch nach Feierabend zu Hause am Laptop sitzen und E-Mails beim Abendbrot gecheckt werden.

Die »Zeit« ist hierbei natürlich nicht unbedingt das Entscheidende. Aber sind Eltern am Abend oder Wochenende gestresst und mit tausend anderen Dingen beschäftigt, bleibt für die Bedürfnisse der Kinder wenig Raum. Aufmerksamkeit, Wertschätzung und Liebe bleiben auf der Strecke. Und da wären wir wieder bei unserer Pyramide.

Die Bestätigung, wertvoll zu sein und um seiner selbst willen geliebt zu werden, sind sicher die wichtigsten Erfahrungen in der Kindheit. Sie tragen uns im besten Fall durchs Leben. Haben wir hier elementare Defizite (Bedürfnismängel), können wir sie später als Erwachsene nur schwer selbst beheben. Da kann dann schon mal ein emotionales Loch aufklaffen, das man mit Schokolade oder Chips zu stopfen versucht. Denn die Frage »Was fehlt mir wirklich?« ehrlich zu beantworten fällt vielen schwer. Die entsprechenden Konsequenzen daraus zu ziehen, ebenfalls. Langjährige Mangelerscheinungen wie zu wenig Liebe, keine Aufmerksamkeit oder mangelnde Wertschätzung im Nachhinein auszugleichen bedarf viel Arbeit, Arbeit, die professionell begleitet werden muss, wenn die Konflikte gelöst werden sollen. Da ist der Griff zur Schokoladentafel leichter.

Hin- und hergerissen

Was ist eigentlich ein innerer Konflikt? Der Erklärung hierfür kommen wir näher, wenn wir noch mal auf unser eingebautes Psychosystem schauen.

Wir haben Bedürfnisse, die wir befriedigen wollen, damit unser Gehirn Glückshormone ausschütten kann. Doch das ist eben nicht immer so einfach. Wir leben in einer sozialen Gemeinschaft und müssen Gesetze, Regeln und Normen beachten. Wir können nicht immer egoistisch unsere Bedürfnisse nach Lust und Laune befriedigen. Manche Situationen erfordern einfach, dass wir uns selbst zurücknehmen. Aber wenn wir immer und immer wieder auf Dinge verzichten, die uns Freude bereiten, dann entsteht zwangsläufig Frust und schlechte Laune. Geschieht dies systematisch, also verzichten wir dauerhaft auf unsere ganz persönlichen Glücklichmacher, weil wir es anderen recht machen wollen, dann spricht man von Triebverzicht. Mangel ist die Folge. Das Bedürfnis ist natürlich noch da, mehr denn je, aber wir fühlen uns hin- und hergerissen zwischen unserem Bedürfnis und den Ansprüchen der Umwelt. Wenn wir hier keine klaren, bewussten Entscheidungen treffen, dann nistet sich dieser ewig schwelende Konflikt in unserem Unterbewusstsein ein und leitet uns in unserem künftigen Handeln – aber eben ohne dass es uns bewusst ist.

Fett als Schutz

Fett ist eine Schutzschicht, die sich Menschen zulegen, um nicht (noch mehr) verletzt zu werden. Sie brauchen Stärke und Halt. Sicherheit und Reserven. Das alles kann unser Fett prima leisten. Und das Gehirn erhält Reize und Impulse, dass »eingelagert« werden muss – also tut es das.

Fühlen wir uns nicht »gut genug«, nicht hübsch genug, nicht liebenswert, entsteht in uns ein Gefühl der Deprivation. Ein Mangel. Diesen wollen wir fortan ausgleichen. Unbewusst. Also müssen wir uns fragen: Welchen Mangel will ich eigentlich mit dem Essen ausgleichen? Wir werden auf ziemlich interessante Antworten stoßen.

Wir beschäftigen uns viel damit, WAS wir essen, aber nicht WIE und WARUM wir etwas essen. Wenn wir gestresst sind, greifen wir vielleicht eher zum Schokocroissant als zur Banane.

Aber warum ist das so? Gibt uns die Banane nicht im Prinzip genauso viel verwertbare Energie? Das Schokocroissant besteht hauptsächlich aus Fett und Zucker, ohne Vitamine und Nährstoffe. Warum wird also in Zeiten der emotionalen Bedrängnis (Stress am Arbeitsplatz, Frust über den Partner/in) vermehrt zu solchen Lebensmitteln gegriffen? Weil sie unser Fett vermehren. Und genau das wollen wir unbewusst auch in diesen Momenten. Fett macht uns stark.

Es ist überlebenswichtig. Eine uralte Weisheit unseres Körpers – und unser Unterbewusstsein weiß das. Wer sich innerlich in einem emotionalen Mangelzustand befindet oder von außen gestresst wird (oder sich stressen lässt), der sendet seinem Gehirn eine eindeutige Botschaft: Hilfe! Ich brauche mehr Fett. Und genau das macht unser Körper auch. Er hilft uns und wirft seine Hormonfabrik an. Adiponektin, Leptin, Cortisol, Adrenalin sind nur Mitspieler in einem großen Spiel, das unser Gehirn kontrolliert. Und unser Gehirn wird zum größten Teil von unseren Emotionen beeinflusst.

Wenn wir damit beschäftigt wären, den ganzen Tag diese vielen unbewussten Prozesse, die parallel in unserem Körper ablaufen, bewusst wahrzunehmen, könnten wir keinen klaren Gedanken mehr fassen. Deshalb gibt es das vegetative Nervensystem. Es ist das Glasfasernetz in unserem Körper, das auch bis in unser Fettgewebe reicht. Unser Unterbewusstsein hält uns quasi alles vom Leib, was wir nicht aktiv überdenken wollen oder können. Genau da liegt aber der Hund begraben.

Wir haben dieses tolle Unterbewusstsein und könnten dankbar sein, denn es lässt uns spontan und instinktiv handeln. Wie oft hören wir auf unser Bauchgefühl – und das ist auch gut so.

Aber es schluckt eben auch alles, was wir nicht aktiv betrachten und angehen. Daher wird unsere innere Leere, unser »Mangel« (an Anerkennung, Liebe, Selbstbewusstsein ...) immer unserem

Unterbewusstsein einen Impuls geben, diese Leere aufzufüllen. Leider lassen sich alte Konflikte und aktuelle Krisen aber nicht mit fettiger und süßer Nahrung beheben. Möglicherweise erfahren wir kurzfristig Linderung, bleiben aber auch in einem Teufelskreis gefangen.

Erste Hilfe

Beim Kauen werden vier Gesichtsmuskeln beansprucht. Beim Sprechen einhundert. Es kommt also nicht von ungefähr, dass viele Leute lieber nervös auf etwas herumkauen, anstatt ihren wahren unterdrückten Emotionen mit Worten Ausdruck zu verleihen. Daher kommt auch der Ausdruck »Etwas in sich hineinfressen«.

Haben wir also ein Problem, mit dem wir nicht umgehen können oder wollen, kommt es zu einer Übersprunghandlung, und wir nutzen die Kaumuskulatur, um den inneren Konflikt zu verarbeiten. Ähnlich wie beim nächtlichen Zähneknirschen. Zunächst tritt eine Beruhigung ein. Der Konflikt ist damit freilich nicht gelöst. Auf den Zähnen oder einem Kaugummi herumzubeißen reicht aber häufig nicht, also schieben wir uns »was zwischen die Kiemen«.

Doch diese Nahrungsaufnahme dient nicht der Hungerbeseitigung, hier wird vielmehr versucht, den Hunger nach etwas anderem zu stillen. Kauen beruhigt, essen lenkt ab, und das Gehirn ist ruhiggestellt. Es befriedigt das orale Bedürfnis, was wir aus den ersten Lebensjahren von Kleinkindern kennen. Hier werden ganz elementare Bedürfnisse über den Mund befriedigt. Das ist später oft nicht anders: Essen, trinken, rauchen, an den Fingernägeln kauen. All das beruhigt. Wie der Schnuller das Baby.

In einer Phase, in der wir gestresst sind und Probleme haben, kann alles, was über den Mund geschieht, beruhigend sein. In so einer Zeit auch noch Verzicht und Kontrolle ausüben zu wollen, wie es bei Diäten typisch ist, wirkt kontraproduktiv. Wir haben ja schon einen emotionalen, psychischen Mangel, und den können wir nicht bekämpfen, indem wir uns noch einen weiteren Mangel zumuten. Diätwahnsinn verstärkt unseren Stress noch mehr. Da rebelliert das ganze System. Entziehen wir Essen, antwortet unser Körper auf die Selbstbestrafung mit möglichst schneller Einlagerung und Auffüllung der Fettreserven, sobald wieder mehr Essen da ist. Willkommen im berühmten Jojo-Effekt.

Doch was können wir nun wirklich tun, um diesem Kreislauf zu entkommen? Der Kreislauf aus alten Konflikten und schnellen Lösungen. Wie können wir vom Unterbewussten in das Bewusste wechseln? Gibt es eine Lösung dafür? Ein Code- oder Zauberwort?

10 SCHRITTE ZUR FETT-ERLEUCHTUNG

Erleuchtung, das klingt nach harter Arbeit. Ähnlich wie Selbsterkenntnis. Wollen wir alle gerne haben, aber der Weg dahin ist irgendwie zu anstrengend? Es ist aber wie bei einer Bergwanderung, am Gipfel angekommen, ist man glücklich und wird belohnt: Mit einer phantastischen Aussicht und einer leckeren Brotzeit. So wird es uns auch auf dem Weg der Fett-Erleuchtung gehen.

Bei dem Wort Erleuchtung fällt den meisten wahrscheinlich zuerst Buddha ein. War Buddha eigentlich wirklich fett? Oder wird er immer nur so dargestellt? Im Buddhismus gilt ein dicker Bauch als ein Zeichen von Wohlstand, und sein Lächeln bedeutet Glück. Es kann jedoch sein, dass Buddha im echten Leben sogar sehr dünn war. Der arme Mann lebte nämlich fünf Jahre lang in totaler Askese, er aß fast nichts. (Das machen wir auf jeden Fall nicht!) Doch eins ist interessant: Bevor Buddha erleuchtet wurde, konzentrierte er sich an einem Tag ganz besonders darauf, die Dinge so zu sehen, wie sie wirklich sind. Das wollen wir nun auch machen. Die Dinge mal anders betrachten. Ehrlich, ungeschönt und ungeschminkt. So wie wir bis hierher auch das »Organ« Fett ganz neu betrachtet haben.

Dieses »Organ« ist natürlich nicht so klar umrissen (wie Leber oder Nieren) und hat per se keinen Anfang und kein Ende. Doch gerade das macht es ja so besonders. In meinen Augen ist unser Fett ein echter Stoffwechselheld. Es legt sich um uns, wärmt und schützt uns. Es kann uns den Schmerz aufzeigen, den wir innerlich verspüren, einen Mangel überdecken oder eine Schutzschicht bilden, weil wir uns mehr Stabilität im Leben wünschen.

Lassen Sie uns nun zusammen Ihren ganz persönlichen Weg beschreiten, an dessen Ende Ihnen (hoffentlich) ein fettes Licht aufgeht. Wie jeder Weg beginnt auch der längste und schwerste Weg mit dem ersten Schritt. Ich bitte Sie darum, nun einen Stift und einen Block in die Hand zu nehmen.

Schritt 1: Ihre Problemzonen erkennen
Meistens wird »fett« mit Gewicht assoziiert, was nicht immer zwangsläufig stimmt. Es gibt durchtrainierte Menschen mit einem sehr niedrigen Körperfettanteil, die dennoch mehr wiegen als Menschen mit einem höheren Körperfettanteil. Daher ist der individuelle Blick entscheidend. Bewusst hinschauen und klar benennen. Welche Stelle an Ihrem Körper würden Sie als Ihre »Kummerecke« bezeichnen? Welche »Zone« stört Sie am meisten, welche Pfunde würden Sie gerne zum Schmelzen bringen? Hadern Sie damit, der Fett-Typ Apfel zu sein? Ist es Ihr Po, der (Ihrer Meinung nach) viel zu groß ist und von der Mutter vererbt wurde? Oder haben Sie das Gefühl, dass Ihre Oberschenkel überhaupt nicht zum restlichen Körper passen? Machen Ihnen die Innenseiten Ihrer Knie schon immer Probleme? Zwei Wülste, die sich nach außen quellen und Ihnen im Weg sind, wenn Sie sich hinknien? Ist es Ihr »mittlerer Ring« (wie man in München so schön sagt)? Oder ist nach der Schwangerschaft einfach nichts mehr so, wie es einmal war? Haben Sie das Gefühl, dass alles irgendwie aus der Form geraten ist? Schreiben Sie es auf: Oberschenkel, Bauch oder Po. Oder: einfach alles?!

Gut, das ist jetzt schon mal raus. Und was raus ist, belastet nicht mehr so sehr. Dann machen wir doch gleich mal weiter. Ganz bewusst. Ich möchte, dass Sie kognitiv Ihren Verstand benutzen und sich daran erinnern, wann und an welchen Orten Sie Ihren Körper als zu »fett« empfinden. In der Umkleidekabine beim Hosenkauf oder im Schwimmbad? Bei sportlicher Betätigung oder schnellem Laufen? Auf Partys oder im Büro? Oder, oder, oder?

Schreiben Sie bitte die Top 5-Situationen auf, in denen Sie sich mit Ihrem Fett und Ihrer »Problemzone« unwohl fühlen. Diese persönliche Momente können in der Vergangenheit liegen oder in der Zukunft – beispielsweise wenn eine Hochzeit der Cousine naht und Sie bei der Vorstellung jetzt schon mit den Augen rollen, weil Sie gerne in ein gewisses Kleid oder Anzug passen wollen. Oder weil Ihnen vor dem Gruppenfoto beim nächsten Familientreffen graut, auf dem Sie wieder »die Fetteste« sein werden. Und das, obwohl Sie mittlerweile immer die Luft anhalten und den Bauch einziehen, sobald sich auch nur eine Kamera nähert. Vielleicht gab es aber auch mal ein Erlebnis im Sommerurlaub am Strand vor ein paar Jahren, bei dem Sie sich wegen Ihrer Oberschenkel besonders geschämt haben?

Führen Sie sich bitte diese Situationen vor Augen und notieren Sie stichpunktartig.

So könnte das nun aussehen:

Problemzone: Bauch
Problemsituation: Sauna mit Freundinnen

Der erste Schritt ist geschafft. Die Visualisierung hat begonnen. (Und, war das jetzt schlimm?)

Schritt 2: Das Fett spüren

Ja, Sie haben richtig gelesen. Ich möchte nämlich, dass Sie eine andere Beziehung zu Ihrem Fett bekommen. Nehmen Sie Ihr Fett also mal in die Hand. Im wahrsten Sinne des Wortes, fassen Sie sich mal selbst an.

Jetzt denken Sie: Die Autorin ist vollkommen übergeschnappt! Wieso in aller Welt sollten Sie das Fett auch noch anfassen wollen! Eigentlich ist man doch froh, wenn man seine wabbeligen Problemzonen nicht sehen MUSS, und schon gar nicht spüren! Und genau da liegt das Problem.

Studien haben gezeigt, dass Menschen Dinge, die sie nicht leiden können, gerne ausblenden. Dies ist auch der Grund, warum Patienten jahrzehntelang mit einem großen Tumor auf der Nase durchs Leben laufen können, ohne dass sie aktiv werden. Sie nehmen das Krebsgeschwür nicht einmal wahr.

Unser Gehirn besitzt einen wunderbaren Mechanismus und schafft es quasi, uns auszutricksen. Wir sprechen von Verdrängung, und diese kann so stark ausgeprägt sein, dass es für Außenstehende nahezu grotesk erscheinen mag. So ähnlich verhält es sich oft auch bei Übergewichtigen. Sie negieren das eigene Übergewicht und essen weiterhin überdurchschnittlich hochkalorisch. In der Eigenwahrnehmung jedoch essen sie »ganz normal« oder »fast nichts«. Diese verschobene Wahrnehmung wirkt zunächst erst mal entlastend und ermöglicht ferner, dass man sich als Opfer wahrnehmen kann. Opfer der äußeren Umstände: schwere Knochen, schlechte Gene oder die Hormone.

Wir aber wollen die Dinge sehen, wie sie wirklich sind. Deshalb ziehen Sie sich bis auf die Unterwäsche aus und fassen Sie Ihre Problemzone einfach mal mit beiden Händen an. Sie spüren, dass Ihre Oberschenkel warm oder kalt, weich oder hart, prall, elastisch oder faltig sind. Was Sie fühlen, ist erst mal die Hautbeschaffenheit, nicht das Fett selbst. Das Fett ist die Masse, die darunter zu spüren ist. Oder Sie spüren am Bauch eine pralle Trommel, auf die Sie klopfen können, und dabei klingt es innen hohl. Das ist auch nicht das Fett, sondern die Luft in den Darmschlingen, die das Echo wiedergibt. Das Fett sitzt zwischen den Darmschlingen als viszerales Fett oder außen aufgelagert auf Ihrem Bauch, als Schwimmreifen. Unser Fett hat insofern viele Gesichter, wenn man so will.

Zurück also nun zu dem Fett in Ihrer Hand: Wie ist eigentlich die Berührung, die Sie gerade Ihrem Fett zuteil werden lassen? Vorsichtig? Energisch? Angeekelt? Wir tendieren leider dazu, unser Fett »zu kneifen« oder »zu schlagen«. Da wird auf Bierbäuche oder Pobacken geklopft und am Doppelkinn gezupft. Alles Handbewegungen, die signalisieren, dass dieses Fettpolster hier oder dort nix zu suchen hat.

Gern pressen wir uns auch in enge Klamotten, um die überschüssigen Pfunde in Form zu zwingen. Die super enge Jeans, die dem Po eine Form geben soll. Das enge Hemd, das den Bauch zurückdrängen soll. Diese Entscheidungen wiederum führen aber meistens zu einer Minderdurchblutung. Wer dauerhaft zu enge Kleidung trägt, der sorgt damit eher für eine venöse Stauung und schlechte Durchblutung des Fettgewebes. Und wie wir wissen, ist unsere Durchblutung dafür zuständig, die Fettpakete anzuliefern und auch wieder abzutransportieren. Wenn Sie also wollen, dass die überflüssigen Fettpakete abgeholt werden, dann müssen Sie auf zu enge Kleidung verzichten. Denn die stresst letztendlich nicht nur Sie, sondern auch die Fettzellen.

Also: Bitte behandeln Sie Ihr Fett gut! Zwängen Sie es nicht ein, kneifen Sie es nicht. Fassen Sie es behutsam an. Es gehört zu Ihnen. (Noch.)

Schritt 3: Eigene Emotionen ergründen

Der nackte Teil ist nun geschafft. Sie dürfen sich jetzt gerne wieder anziehen. Bitte eine weite bequeme Hose oder ein Kleid. Sie haben nun eine Vorstellung davon, welche Situationen Ihnen Unbehagen bereiten. Sie haben sich mit Ihrer Fett-Situation ein bisschen vertraut gemacht. Sie haben Ihr Fett gespürt und berührt. Die Sinne sind geschärft, jetzt kann es also eine Etage tiefer gehen. Nun wollen wir den daran geknüpften Emotionen auf die Schliche kommen.

Nehmen Sie wieder den Stift zur Hand und notieren Sie auf dem nächsten Zettel, welche Gefühle Sie haben, wenn Sie ein Stück Kuchen, Eis oder Pizza essen. Gar nicht so einfach, oder? Man könnte meinen, es sei das Leichteste der Welt. Ist es aber für nicht. Essen ist oft eine unbewusste mechanische Handlung. Mund auf, Nahrung rein. Schmecken, kauen, schlucken. Fertig.

So banal ist es aber nicht. Im Supermarkt bereits trifft man Entscheidungen, kauft das, worauf man gerade »Lust« hat, und zu Hause angekommen – vielleicht aber auch schon im Auto – verschlingt man das Teil der Begierde regelrecht. Aber welche Gefühle und Gedanken sind dabei im Spiel?

Horchen Sie mal in sich hinein. Denn diese Gefühle sind es, die wir ergründen sollten. Wenn Sie wirklich gar keine Ahnung haben, ob Sie »Glück«, »Wärme«, »Liebe« oder »Geborgenheit« spüren, wenn Sie ein Stück Sahnetorte kosten oder in ein phantastisch belegtes Pizzastück beißen, dann müssen Sie wohl einen Selbstversuch machen. Notieren Sie dabei aber unbedingt Ihre Emotionen.

Gehen wir der Einfachheit halber nun einmal von unseren

oben genannten Beispielen aus:»Glück, Liebe, Wärme, Geborgenheit«. Im Zusammenhang mit Pizza und Kuchen ziemlich komische Begriffe, finden Sie nicht? Aber wenn Sie ehrlich sind zu sich selbst, werden auch Sie auf die tollsten Assoziationen kommen. (Das garantiere ich Ihnen!)

Denn egal, was Sie in diesen Momenten empfinden, so absurd und merkwürdig es Ihnen auch erscheint, es gibt immer einen Zusammenhang zwischen dem Pizzastück und Ihrem Seelenleben. Denn genau in diesen Momenten, in denen Sie mit»Heißhunger« in einen Muffin beißen, versuchen Sie sich etwas zu geben, was Sie brauchen. Nicht Zucker, Fett oder Eiweiß. Nicht Schokolade, Käse oder Schinken. Sondern etwas, das Sie vermissen. Eben Liebe, Geborgenheit und Wärme zum Beispiel. Oder eben Entspannung. Tatsächlich werden Sie Ihre persönlichen Motive ganz einfach erkennen, wenn Sie aufrichtig zu sich selbst sind und diese ersten intuitiven Gedanken notieren.

Was also ist es, das Sie so dringend brauchen und auf dem Weg vom Supermarkt zum Auto schon halb verschlungen haben? Nehmen Sie sich ruhig Zeit für Ihre Interpretationen. In der Zwischenzeit berichte ich Ihnen von einigen Beispielen aus meiner Praxis:

Einige meiner»gewichtigen« Patienten aus der Ernährungsberatung gaben an, dass es sich um»Geborgenheit« und»Sicherheit« handelt. Diese beiden Begriffe fielen ziemlich oft. Eine Patientin zum Beispiel, nennen wir sie Maria, berichtete, dass es sich gut anfühle, nach der Arbeit ein Stück Pizza zu kaufen.

Man muss hierzu wissen, dass Maria nie frühstückte und auch mittags nicht in die Kantine ging, weil sie sich wegen ihrer Figur schämte und die Blicke der Kollegen scheute. Am Abend, so sagte sie, komme sie gestresst aus dem Büro und ihr Weg führe sie immer an einem Pizzastand vorbei. Die *Calzone to go* sei ihr absoluter Favorit. Morgens, wenn sie im Bus zur Arbeit fahre und am besagten Pizzaladen vorbeikomme, freue sie sich schon auf den Feierabend, wenn sie sich endlich die warme Tomaten-Schinken-Käse-Tasche in den Mund schieben könne. Den ganzen Tag hielt diese Vorfreude an und half ihr sogar bei demotivierenden Erlebnissen während der Arbeit. Für sie war der Biss in die Pizza gewissermaßen der Höhepunkt des Tages. Sie nannte es ihre »Calzone-Love«.

Merken Sie schon etwas?

Es war nicht die gefüllte Pizzarolle, sondern ein Gefühl der Liebe, nach dem sie sich sehnte. Sie versuchte, mit der fettigen energiedichten Nahrung eine unerfüllte Sehnsucht zu stillen. Die Patientin war alleinstehend, hasste ihren Chef und musste sich immer wieder von ihrer Familie Hänseleien über ihre breiten Hüften anhören. Einige Stufen auf Marias Bedürfnis-Pyramide waren also ganz schön morsch. Zu wenig Liebe, mangelnde Wertschätzung, geringe soziale Kontakte. Der Calzone-Moment war somit zu ihrem persönlichen Glücksmoment geworden.

Für eine andere Patientin, Christina, war es der Schokomuffin aus dem Discounter, der eine bedeutende Rolle in ihrem Leben eingenommen hatte. Ein Schokomuffin hat den Energiegehalt einer gesamten Mahlzeit (350 kcal), und Christina erzählte mir, dass es ihr ein absolutes Gefühl der »Kontrolle« gebe, wenn sie im Auto die Einkäufe für ihre vierköpfige Familie verladen hätte, sich danach ans Steuer setze und den Muffin verzehre. Für einen Moment sei sie dann ganz bei sich selbst.

Nun könnte man spontan denken: Kontrolle? Das ist doch eher ein Kontrollverlust! Nicht für Christina. Bis zu diesem Zeitpunkt hatte sie gefühlt nämlich schon sämtliche Energiereserven aufgebraucht, aber der Tag war noch lange nicht zu Ende. Sie hätte sich am liebsten sofort schlafen gelegt, einfach ausgeklinkt, also Kontrolle abgeben wollen. Das ging aber nicht, sie hatte noch Pflichten zu erfüllen. Und um den Zusammenbruch zu verhindern und weiter funktionieren zu können, musste sie die Kontrolle über sich zurückerlangen.

Dieser Muffin-Moment im Auto war das Auftanken vor dem abendlichen Familien-Endspurt. Mit dem Gebäck »holte« Christina sich »Kraft« und »Stabilität« für die restlichen Stunden. Hausaufgaben, Kochen, Waschen und Vorbereitungen für den nächsten Tag. Dieser Zuckergenuss im Auto vor dem Discounter sei ihr absoluter Anker, betonte sie mehrfach. Wenn ich ihr den »wegnehmen« würde, dann hätte sie »nichts mehr« im Leben, worauf sie sich freuen könnte. Merken Sie etwas? Allein der Gedanke, auf diesen Muffin verzichten zu müssen, war so bedrohlich für sie, dass sie schon in den Widerstand ging, bevor ich es ihr (als ärztlichen Rat) empfehlen konnte. Das klingt furchtbar, bedeutet aber nichts anderes, als dass hier jede Menge persönliche Bedürfnisse zu kurz gekommen waren. Erholung, Ruhe, Zeit für sich. Die Mängel, die Christina anders zu kompensieren versuchte.

Wieder ein anderer Patient, Peter, beschrieb ein absolutes Glücksgefühl, wenn er sonntags für seine Familie kochte. Er machte dann Sachen wie Schweinsbraten, Würste, deftige Knödel – einfach gute bayerische Hausmannskost. Auf die Frage, was er dabei empfand, wenn sie alle zusammen aßen, antwortete er: Glück. Familie. Ich fand heraus, dass Peters Frau vor vielen Jahren tödlich verunglückt war und dass sie es gewesen war, die diese Spezialitäten jahrelang zuvor für die Familie zubereitet hatte. Nun hatte der Witwer selbst kochen gelernt, und er hatte es sogar geschafft, die Rezepte seiner Frau so zu perfektionieren, dass die ganze Familie ihn am Sonntag besuchen kam, um gemeinsam zu speisen.

Was soll ich so einem Patienten raten? Den Schweinsknödel gegen Salat zu ersetzen? Das Glücksgefühl durch die Stunden mit der Familie hatte sich gedanklich bei ihm mit deftigem

Essen verknüpft. Der Mann hatte sogar Angst, dass er ohne die bayerischen Mahlzeiten auch noch »den Rest« der Familie verlieren würde.

Vielleicht verstehen Sie jetzt auch, warum es der Schlüssel zum Erfolg ist, wenn wir die Emotionen und Motive erkennen, die wirklich hinter dem Wunsch nach süßen oder fettigen »Sünden« stecken.

Was könnte auf Ihrem Zettel stehen?

Zimtschnecke: Entspannung
Bratwurst: Geselligkeit

Schritt 4: Das Spiegelbild mögen

Das jetzt schon wieder, denken Sie? Nein, warten Sie. Ich möchte Ihnen etwas anderes erzählen, wenn Sie vorm Spiegel stehen. Wir Menschen neigen nämlich dazu, eine bestimmt Pose zu vermeiden beziehungsweise Haltungen einzunehmen, in der wir uns als besonders vorteilhaft empfinden. Oder wir Frauen strecken das Bein künstlich, indem wir hohe Schuhe tragen. Stellen Sie sich aber mal aufrecht und mit beiden Fußsohlen am Boden vor den Spiegel und lassen Sie Ihre Arme gerade herabhängen. Kein Posieren. Keine Absatzschuhe. Einfach nur Sie selbst. Und? Sieht doch gar nicht so übel aus, oder? Sie brauchen sich auch nicht zu drehen, um nachzusehen, ob Ihre Rückseite noch da ist. Sie ist es. Ganz bestimmt.

Versuchen Sie, sich zu erden. Am besten, Sie stellen sich jetzt hüftbreit hin. Sieht furchtbar aus, denken Sie? Genau da setzen Sie nun an. Versuchen Sie, ein positives Gefühl mit Ihrem Spiegelbild zu verknüpfen. Und lächeln Sie sich an. Das Gehirn kann nämlich super ausgetrickst werden, wenn man sich selbst anlächelt. Dopamin wird ausgeschüttet, und es kommt zu Glücksgefühlen, wenn die Lachmuskulatur aktiviert wird, selbst wenn uns oft gar nicht zum Lachen zumute ist. Das ist übrigens auch ein guter Tipp, falls Sie sich mal bei der Arbeit schlecht fühlen, einen »Einlauf« vom Chef bekommen haben oder sich einfach so mies fühlen, weil's schon seit Tagen grau und regnerisch ist.

Dann atmen Sie noch einmal durch und schauen sich direkt an. Lächeln Sie und nicken Sie sich freundlich zu. Machen Sie sich ein Kompliment und denken Sie an etwas Schönes. Etwas, das in Ihnen ein positives Gefühl auslöst. Es geht nicht darum, sich jetzt die Speckrollen schönzureden, es geht darum, unnötige Negativität aus Ihren Gedanken zu löschen, wenn Sie sich im Spiegel betrachten.

Im Märchen werden Spiegel immer als etwas eher Negatives beschrieben. Bei »Schneewittchen« muss sich die eitle Stiefmutter täglich ihrer Schönheit vergewissern: »Spieglein, Spieglein, an der Wand, wer ist die Schönste im ganzen Land?«

Spiegel gleich Eitelkeit, angeblich eine der sieben Todsünden. Sich selbst einen Spiegel vorhalten ist aber nichts Schlechtes. Wir sollten öfters mutig sein und uns selbst ganz bewusst anschauen. Dadurch lernt man sich selbst besser kennen. Klar, wir sollen uns nicht zu oft selbst betrachten, aber die meisten Menschen hetzen an den Spiegeln vorbei, ignorieren sie bewusst oder konzentrieren sich nur auf den Lippenstift, wenn sie den Spiegel benutzen.

Und man muss auch kein Gespräch mit seinem Spiegelbild

führen, sich jedoch bewusst Zeit zu nehmen, um sich optisch mit sich selbst zu versöhnen, tut gut. Denn unser Gehirn ist eng mit den Gefühlen zu unserem Körper verbunden. Was wir fühlen, das denken wir. Und was wir denken, das manifestiert sich meistens. Vielleicht haben Sie bisher beim Anblick Ihres Spiegelbildes gedacht: Ich bin zu dick oder unattraktiv. Dieser Gedanke hat nun ausgedient. Der kann weg. Der macht nur schlechte Laune. Schauen Sie auf das, was Ihnen gefällt: Mein Bauch ist schlank. Ich mag meine Oberarme. Ich habe perfekt geformte Waden. Und zack: Gute Laune!

So, tun Sie das nun regelmäßig, lächeln Sie sich an. Und noch ein kleiner Hinweis zum Abschluss: Sie werden nicht jünger. Ihre Haut auch nicht. Ihre Augenlider werden nicht straffer. Egal was Sie also sehen, begrüßen Sie es und gehen Sie nett damit um. In zehn Jahren sieht es vielleicht schon ganz anders aus, und Sie wünschen sich diesen Tag mit genau diesem Spiegelbild zurück. Also: Seien Sie dankbar.

Schritt 5: Selbstakzeptanz erreichen

Wenn Sie Ihr Fett nun also bereits haptisch durch die Haut gespürt, es im Spiegel visualisiert und Ihre Problemzonen auf dem Papier kognitiv beschrieben haben, dann sind Sie einen großen Schritt weitergekommen. Das bringt uns auch schon zum nächsten Schritt und dem wichtigsten Zwischenziel auf dem Weg zur Fett-Erleuchtung. Akzeptanz. Doch was ist das eigentlich? *Acceptare* kommt aus dem Lateinischen und bedeutet *annehmen, billigen, zulassen*.

Wir sollen uns also annehmen. Uns selbst zulassen. Verständlich. Doch wie macht man das überhaupt? Fett ist ein Schimpfwort. *Fett schwimmt oben*, heißt es außerdem oft im Scherz. Wir lachen dann, aber mal ehrlich, wer möchte schon mit den Fettaugen auf einer Suppe verglichen werden? Eigentlich niemand.

Und wenn wir Übergewicht haben, dann ist das auch schlecht. Das sollten wir also nicht zulassen, sondern verhindern. Doch was ist mit dem anderen Fett? Den kleinen Röllchen und Auswölbungen? Nun geht es um das Annehmen vielleicht unerwünschter Fakten. Die IST-Situation ist nun einmal, wie sie ist. Wie der Name schon sagt. Lebensumstände, Stresssituationen, Geburten oder Schichtarbeit tragen nicht gerade dazu bei, dass man schön, leicht und sportlich wird. Das ist okay und sollten wir akzeptieren.

Nehmen Sie also wieder den Stift zur Hand. Schreiben Sie das heutige Datum auf eine Seite und das Datum von übermorgen auf die nächste.

Dann gehen Sie den sonst so ungeliebten Gang zur Waage und stellen sich drauf. Wenn Sie keine Waage haben, weil Sie diese in einem Frust- oder Wutanfall aus Ihrem Haushalt verbannt haben, dann sollten Sie über die Anschaffung dieser bitte wieder nachdenken. Trauen Sie sich (Waagen gibt es übrigens auch in jeder Apotheke). Alles beginnt mit dem ersten Schritt. Wovor haben Sie Angst? Vor einer bestimmten Zahl?

Wohl eher nicht. Eine Zahl kann uns Menschen eigentlich keine Angst machen. Es wird Sie kein Tier von hinten angreifen, wenn ein bestimmter Wert erreicht ist, und aus der Dusche springt auch kein Monster. Im schlimmsten Fall bekommen Sie schlechte Laune, aber beruhigen Sie sich. Es ist nur eine Zahl, und Sie können sie jederzeit ändern. Mit diesem Wissen steigen Sie jetzt bitte auf die Waage.

Wer eine moderne Körperfettwaage hat, der kann diese gerne benutzen und die weiteren Angaben (Wasseranteil, Muskel-, Fett-, und Knochenmasse) ebenfalls notieren. Wer aber eine einfache digitale Waage hat so wie ich, der notiert sich einfach die Zahl am Tag X. War doch gar nicht so schlimm, oder?

Das machen Sie nun alle zwei (oder drei) Tage, so erlangen Sie das Gefühl der Kontrolle über das eigene Gewicht ein Stück weit zurück. Das tut uns gut. (Sie sollten sich nicht täglich wiegen, das ist zu viel, denn das ganze Prozedere soll ja nicht zu einem Zwang werden.)

Der erste Schritt auf einem neuen Weg beginnt also mit dem Annehmen der Situation, wie sie ist. Wenn Sie auf den Geschmack der Dokumentation gekommen sind (oder ein Dokumentationsfreak vom Typ Buchhalter sind), können Sie auch noch ein Maßband nehmen und die Umfänge von Oberschenkeln, Waden, Hüfte und Taille vermessen und notieren.

Sie werden feststellen, dass auch diese Zahlen Ihnen vielleicht nicht gefallen, aber zur Selbstakzeptanz gehört es, sich auch damit erst mal zu versöhnen. Sie gehören zu uns. Mit ihnen zu hadern macht unfroh.

Den Körper so zu akzeptieren, wie er gerade ist, bedeutet jedoch nicht, ihn nicht zum Positiven verändern zu können (oder wollen). Unser Fett ist ein Stoffwechselorgan, das sich ständig umbaut und uns dient. Es ist nicht der Feind in uns, sondern unser Freund. Wenn uns die Zahl auf der Waage nicht gefällt, dann können wir ein paar Millionen Triglycerid-Moleküle abbauen lassen und uns anschließend für unsere Disziplin und die gute Zusammenarbeit mit unserem Fett belohnen.

Und Sie müssen hierfür nicht sofort und »rundum« annehmen. Abnehmen dauert seine Zeit. Viele brauchen dazu Wochen oder gar Monate. Manche sogar Jahre. Vergessen Sie also den Anspruch, das in wenigen Tagen hinzubekommen. Der Weg ist auch hier das Ziel. Nehmen Sie die Fakten in Form von schnöden Zahlen einfach an und damit marschieren Sie los.

Was könnte auf den nächsten Zetteln stehen?

3. Mai : 85 Kilogramm
5. Mai: _____

Schritt 6: Alte Muster erkennen und loslassen

Uff. Jetzt denken Sie bestimmt: Reicht es nicht, wenn ich mich gewogen und vermessen und meine Emotionen notiert habe? Was soll ich denn noch alles machen? Ganz einfach: Auch in Sachen Essverhalten die Dinge so sehen, wie sie wirklich sind. Denn die Nahrungsaufnahme ist immer einem bestimmten Muster unterworfen. Bei jedem. Auch bei Ihnen. Wetten?

Wie starten Sie in den Tag? Schnell eine Tasse schwarzen Kaffee oder eine große Portion Müsli? Gehen Sie mittags in die Kantine oder mit Kollegen auswärts essen? Oder ist oft nur Zeit für ein Käse-Schinken-Sandwich vor dem Computer? Gibt es ein großes warmes Familienabendbrot? Oder essen Sie nur noch ein kleines Brot vor dem Zubettgehen? Snacken Sie beim Fernsehen? Ist das Schokoeis oder das Glas Rotwein abends obligatorisch? Gehen Sie gedanklich durch Ihren Tag, und Sie werden ganz sicher solche Muster erkennen. Sie haben sich über Jahre im Alltag zementiert.

Rituale sind nicht per se schlecht, sie geben uns Sicherheit. Doch auch hier loht sich der genaue Blick. Wenn wir starke Rituale wie den Pizza-Stopp oder einen Schokomuffin auf dem Parkplatz »brechen« wollen, können wir es uns nicht einfach nur »verbieten«. Das Verlangen wird bleiben. Erst wenn wir verstehen, wofür diese Rituale stehen und was wir anstelle dessen brauchen, können wir die Gewohnheiten ändern.

Ein altes Muster der »Calzone-Patientin Maria« war das »Sich alleine fühlen«. Somit flüchtete sie morgens schnell mit leerem Magen aus dem Haus und saß mit düsteren Gedanken erst im Bus und dann bei der Arbeit, wo sie sich ebenso wie daheim ausgegrenzt fühlte. Erst als sie das erkannt hatte, dass die Calzone am Abend nur ein fettiges Trostpflaster für einen unglücklichen Tag war, konnte sie damit beginnen, dieses Ritual zu überdenken.

Es geht nicht darum, sich hierbei in jeder Situation zu bezwingen. Niemand soll am Pizzastand vorbeigehen und noch frustrierter werden, weil das Highlight des Tages jetzt auch noch verboten wird. Aber wir wollen unsere Muster identifizieren. Dazu sollten wir einen ganz normalen »typischen« Tag betrachten. Von morgens bis abends. Welche Rituale bestimmen meinen Tag? Nun verknüpfen wir diese Rituale mit Emotionen. Das kann so etwas wie Belohnung, Trost, Mangelbeseitigung, Nervosität, Kraftfutter, Liebe, Sicherheit, Geborgenheit, Beruhigung oder Trotz sein.

Was könnte auf dem nächsten Zettel stehen?

Morgens : Nougatcroissant in der U-Bahn (Beruhigung)
Oder:
Mittags: Schokoriegel aus dem Firmen-Automat (Frust)
Oder:
Abends: Chips und Bier vor dem Fernseher (Einsamkeit)

Sie ahnen es: Nun kommt der knifflige Teil.

Wenn man mit erhobenem Zeigefinger als Mediziner sagt: »Sie müssen jetzt endlich Gewicht abnehmen, Frau Müller, das Croissant am Morgen ist ab jetzt verboten«, dann wird es garantiert nicht klappen. Denn bei Frau Müller graben sich die Wörter »müssen«, »verboten« und »Gewicht« ein. Dazu der drohende Zeigefinger. Und schwupps – baut sich ein Widerstand in Frau Müllers Unterbewusstsein auf. Sie wird natürlich brav nicken und bekräftigen, dass sie alles dafür tun werde, aber unterbewusst sehnt sie sich schon nach diesem superfettigen französischen Blätterteig. Denn mit dem ausgesprochenen Verbot visualisiert sie sofort die Dinge, die ihr (augenscheinlich) am meisten Freude bereiten. Jene Gaumenfreuden, die das Gehirn gegen ungute Gefühle fordert und augenblicklich mit einer Ladung Dopamin belohnt.

Das Nougatcroissant am Morgen ist vielleicht das beste Mittel gegen die Versagensangst am Arbeitsplatz, der Schokoriegel beseitigt kurzfristig Frust aus dem demütigenden Meeting, und Chips und Bier helfen, die Einsamkeit nach einem langen Tag besser zu ertragen.

Sie fragen sich vielleicht, was das alles mit dem Fett zu tun hat. Eine ganze Menge. Denn unser Fett ist nicht nur vegetativ und sensibel innerviert, sondern auch Ausdruck unseres Inneren im Außen. Sehr resistente Fettpolster sind daher auch ein Zeichen von inneren Widerständen, sogenannten »Resistenzen«. Unbewusst agiert Ihr Fett nicht als Feind, sondern als Schutz. Ein Wall aus weichen Fettzellen, die man nicht wegdrücken kann, die Widerstand leisten und das auch signalisieren. Daher führt der Weg zu weniger Gewicht über den Abbau und das Loslassen Ihrer inneren Widerstände.

Diese Probleme, Ängste und Sorgen zu benennen und sich selbst einzugestehen ist das, was es hierfür braucht. Da führt kein Weg dran vorbei. Unerwünschte (und auf Dauer gesundheitsschädliche) Ess-Rituale sind leider meist mit einem negativen Gefühl verbunden, das wir beseitigen wollen.

Welcher Schatten begleitet Sie? Ist es ein unausgesprochenes Geheimnis? Eine unglückliche Beziehung? Die Angst, zurückgewiesen zu werden? Welche Stabilität wollen Sie sich mit Ihrem eigenen Fett geben?

Es gibt einen guten Spruch aus dem Englischen, der besagt: »What resists, persists.« Das bedeutet so viel wie: Was widersteht, das besteht. Soll heißen, je mehr Sie sich gegen Ihre Widerstände (also das Fett) aufbäumen, desto mehr bleiben sie bestehen. Wer oder was stört Sie in Ihrem Leben?

Lesen Sie diesen Satz ruhig ein paar Mal hintereinander. Bis er etwas in Ihnen auslöst. Eine Situation hervorruft oder eine gewisse Person vor Ihrem inneren Auge erscheint. Bitte schön. Nun haben Sie Ihren Schatten. (Ich hoffe, es ist nicht die Schwiegermutter ... Die kann man nämlich nicht einfach »beseitigen«.)

Die Integration der Schatten und der alten Muster kann man auch einfach »Sozialanamnese« nennen. Das klingt aber viel zu abstrakt, daher ziehe ich die lebensnahe Beschreibung vor. Der nächste logische Schritt ist das Loslassen der Schatten.

Erkennen und Annehmen. Integrieren und loslassen. Klingt doch recht logisch, oder? Versuchen Sie es. Sie werden eine Reise antreten, von der Sie nicht mehr zurückkehren wollen. Doch wie geht das ganz praktisch?

Es ist wichtig, auch hier die Emotionen zu verbalisieren und in das Bewusste zu überführen. Das gelingt meistens ganz gut, wenn man die Dinge aufschreibt. Nehmen Sie nun einen neuen Zettel und schneiden Sie ihn in zehn kleine Stücke. Auf jeden dieser Zettel schreiben Sie nun einen Schatten. Eine unangenehme Emotion, ein Wort, einen Menschen, eine Situation. Benennen Sie alle Ihre Ängste und Sorgen, die Ihnen einfallen, je konkreter und tiefer es geht, desto besser. »Versagensangst« oder »Furcht, dem Chef die Meinung zu sagen« könnte auch darauf stehen.

Wenn Sie also die Zettel alle beschriftet haben (vielleicht sind es auch nur sechs, sieben oder acht?), dann suchen Sie sich jetzt bitte ein Gefäß in Ihrer Wohnung. Sprich ein leeres Gurkenglas oder eine ausgediente Schmuckschatulle. Sie können auch ein altes Holzkästchen mit Schloss verwenden. Auf jeden Fall sollte es etwas sein, zu dem nur Sie Zugang haben. Falten Sie nun ein Zettelchen nach dem nächsten und legen Sie sie alle zusammen in das Gefäß. Ganz bewusst. Und dann verstauen Sie das Ganze an einem sicheren Ort. Lassen Sie nun die negativen großen Brocken in dieser Box. Sie haben nichts mehr in Ihrem Kopf zu suchen. Sie sind sicher verstaut an diesem Ort. Dort können Sie bleiben, bis Sie bereit sind, eins nach dem nächsten zu öffnen und anzuschauen.

Der Vorgang nennt sich »Sortieren«. Wenn Sie Ihr Inneres sortieren, dann ist das so wie mit dem Kleiderschrank. Es dauert eine gefühlte Ewigkeit, bis man sich überhaupt dazu in der Lage fühlt, geschweige denn die »Zeit nimmt«. Die Zeit hätte man eigentlich früher und öfter gehabt, aber dazu war man nicht »bereit«. Nun ist die Zeit gekommen, Ihren inneren Kleiderschrank zu sortieren und negative Emotionen auszusortieren. Betrachten Sie es als seelische und gedankliche Müllentsorgung.

Logischerweise sind die Sorgen, Ängste und Probleme natürlich nicht vollständig verschwunden, aber Sie haben sie ans Tageslicht geholt, in Ihr Bewusstsein. Nur dann kann man sich damit beschäftigen und sie konstruktiv angehen. Übrigens ist es keine Schande, sich Hilfe zu holen. Mit einem objektiven Partner gelingt das oft besser und macht auch mehr Spaß.

Was könnte auf den zehn Zettelchen stehen?
Angst vor Jobverlust

Sorgen um die Freundin
Frust, weil wieder nicht befördert worden
Zu oft alleine
Zu wenig Erholung
Kollegin, die mich mobbt
Nachbar, der zu laut Musik hört
(...)

Vielleicht schaffen Sie es, von Zeit zu Zeit ein Zettelchen aus Ihrer Box herauszuholen und einem Realitätscheck zu unterziehen, ja möglicherweise zu verabschieden; verbrennen oder zerreißen Sie es dann in kleine Stücke. Sprechen Sie mit dem Heavy-Metal-Fan im ersten Stock, bitten Sie die Kollegin um ein klärendes Gespräch, schaffen Sie sich mehr Erholungsmöglichkeiten.

In dieser Phase der Fett-Erleuchtung erkennen wir alte Muster (sprich Rituale) und identifizieren die zugrunde liegenden negativen Gefühle. Beides, die Abschaffung der Rituale und die Bearbeitung unserer Ängste und Widerstände sind selbstverständlich nicht von heute auf morgen zu bewerkstelligen. Gerade die liebgewonnenen Gewohnheiten machen uns oft das Leben schwer. Aber auch hier gibt es eine Lösung.

Schritt 7: Neue Rituale erschaffen

Unser Körper mag keinen Mangel, daher können wir ihm nicht einfach etwas wegnehmen und ersatzlos streichen. Daher müssen alte Muster und Gewohnheiten mit etwas BESSEREM ersetzt werden. Konkret bedeutet das, wir schaffen neue, gute Rituale. Dazu bedarf es wiederum Zeit. Im Schnitt, haben Studien herausgefunden, braucht es sechs Wochen, um eine neue Gewohnheit in den Alltag zu integrieren. Sport zum Beispiel. Oder eine Ernährungsänderung. Und es müssen gar nicht mal weltbewegende Dinge dafür sein. Oftmals sind es die kleinen Dinge, die eine große Veränderung bewirken.

Im Fall der »Calzone-Patientin« ging ich folgendermaßen vor: Ich fragte Maria, welche Sorte Obst sie am liebsten mag. Sie antwortete: Ananas und Himbeeren. Also schlug ich ihr vor, am Abend nicht auf die Pizza zu verzichten, aber doch bitte morgens früh einen Naturjoghurt (0,1 % Fett) mit einer Scheibe Ananas und frischen Himbeeren zu essen. Etwas erstaunt über diese Empfehlung machte sie sich auf den Heimweg. Eine Woche später kam sie zurück und berichtete mir, dass sie zum Frühstücker geworden sei. Maria machte sich nun jeden Morgen ihr Lieblingsfrühstück. Dafür stand sie extra 15 Minuten früher auf, nahm sich die Zeit, Zeitung zu lesen oder im Garten die Vögel zu beobachten, während sie das Frühstück aß. Anschließend war nicht nur ihr Magen voll, sondern auch der Blutzucker stabilisiert (Joghurt, Milchprotein) und ihre Energie größer (Fruktose aus den Früchten). Sie beschrieb, dass die Busfahrt weniger trist sei, was logischerweise nur etwas mit ihrer Einstellung zu tun haben konnte. Auch die Arbeit fiel ihr leichter, und zufrieden mit ihrem Tagewerk ging sie mittags in die Kantine, wo sie mit anderen Kollegen sprach. Mit einem Mal hatte sich also ein Großteil ihres Tages verändert. Die Lösung dafür ist sicher nicht immer der Naturjoghurt in der Früh, aber Cortisol- und Insulinspiegel halfen dabei, dass bestimmte Aspekte des Tages für Maria eine andere Qualität bekamen. Das beklemmende Gefühl der Einsamkeit nahm kontinuierlich ab. Und abends konnte sie daher auch leichter auf ihr Pizzastück verzichten, was langfristig zu einer Gewichtsreduktion führte.

Wenn Sie den Tag also mit etwas beginnen, das Ihnen Freude bereitet und auch noch den Cortisol-Spiegel etwas senkt (Sport, Yoga, Meditation, ein gutes Frühstück ...), kommen Sie anders durch den Tag. Ein Energiemangel in der Früh hingegen zieht ebenfalls einen Rattenschwanz an Folgen hinter sich her. Nun denken Sie bestimmt, das wäre zu einfach (und zu schön), um wahr zu sein. Die soziale Situation der Patientin hat sich doch nicht durch Joghurt mit Himbeeren und Ananas verbessert!?

Doch, in gewisser Weise schon. Maria gab an, weniger gereizt zu sein, und das Verhältnis mit den Arbeitskollegen besserte sich. Denn es ist eine Kettenreaktion. Alles hängt zusammen. Vom entspannten, gesunden Frühstück über das Mittagessen in Gesellschaft bis zum wohlverdienten Feierabend. Hier werden wichtige Bedürfnisse befriedigt, was wiederum dazu führt, dass man Mängel nicht hochkalorisch zupflastern muss.

Probieren Sie es aus. (Aber tauschen Sie die Ananas gelegentlich durch anderes Obst aus, denn Ananas führt auf Dauer zur Übersäuerung.) Letztendlich geht es allein darum, mehr schöne Momente in Ihren Alltag einzubauen, der Stopp an der Fastfoodbude wird mit einer besseren Alternative ersetzt. Wenn Sie abends auf dem Sofa immer einen 500-Gramm-Becher Schokoladenpudding mit Ihrem Mann verputzen, weil Ihnen das »ein Gefühl von Zweisamkeit« gibt, könnten Sie dieses Ritual vielleicht durch etwas anderes ersetzen. Wie wäre es mit einem schönen Abendspaziergang mit dem (oder der) Liebsten? Das Gefühl der Zweisamkeit, was hierdurch möglicherweise entsteht, ist sogar noch stärker, weil Sie sich gemeinsam bewegen, gemeinsam Dinge sehen und gemeinsam darüber reden können. Hierzu müssen wir unsere ganz individuellen persönlichen Bedürfnisse identifizieren und in uns nach Alternativen forschen. Was tut uns gut, was macht uns glücklich?

Verbote und Restriktionen hingegen sind meist kontraproduktiv. Viel besser ist es, wenn der behandelnde Arzt oder die behandelnde Ärztin empfiehlt, jeden Tag eine halbe Stunde zu meditieren, einmal pro Woche schwimmen zu gehen und öfter Schnittlauch beim Kochen zu verwenden. Oha, da entsteht dann plötzlich vor dem geistigen Auge das Bild einer Ofenkartoffel mit Joghurtdip und frischem Schnittlauch. Ein super Essen nach dem Schwimmen. Und so etwas empfinden wir ganz anders als das Verbot von Sahnetorte. Absurd, denken Sie jetzt. Der Arzt würde sich doch lächerlich machen mit so einer Empfehlung. Kommt niemals vor. Schon gar nicht in einer großen Landpraxis mit 5000 Patienten pro Jahr. Sie würden sich wundern. Immer mehr Kolleginnen und Kollegen setzen auf positive Verstärkung in der Gesprächsführung und der Arzt-Patienten-Kommunikation. Der alte Arzt mit der Hornbrille, der Schelte ausspricht, reglementiert und Medikamente verschreibt, hat ausgedient. Die Medizin ist moderner geworden und Gott sei Dank auch weiblicher. Daher kennen sie Gewichtszunahme, Familienstress und Schwangerschaft nur zu gut. Und sie wissen auch einiges über die damit verbundenen Ängste und wie es sich anfühlt, wenn die Bedürfnisse zu kurz kommen.

Also: Forschen Sie nach Ihren Bedürfnissen und schaffen Sie sich neue schöne Rituale. Einmal die Woche schwimmen gehen, regelmäßige Abendspaziergänge oder am Wochenende eine Massage.

(Wer mag, kann seine Wünsche natürlich auch aufschreiben.)

Kurze Pause

Vielleicht sind Sie in Ihrer persönlichen Beziehung zu Ihrem eigenen Körperfett schon ein gutes Stück weiter, aber trotzdem schielen Sie ungeduldig auf das, was in diesem Buch noch kommen soll. Seien Sie beruhigt. Sie haben schon viel mehr gelernt, als Ihnen bewusst ist, aber Körper und Verstand brauchen etwas Zeit. Rom wurde auch nicht an einem Tag erbaut, und eine Verhaltens- und Gewohnheitsänderung braucht mindestens sechs Wochen Zeit, bis sie sich manifestiert. Dafür brauchen Sie Geduld und Disziplin.

Möglicherweise löst das letzte Wort in Ihnen sofort Widerstände aus, weil Sie an Militär und knüppelharten Drill denken. Fitnessübungen, die so oft wiederholt werden müssen, bis Sie sich winden vor Schmerz. Nein. Genau davon wollen wir weg. Hin zu einer Akzeptanz von Innen und Außen. Sobald Sie verinnerlicht haben, dass diese beiden Teile nicht getrennt voneinander existieren, sondern das Äußere ein Spiegelbild des Inneren ist, dann werden Sie anfangen, besser mit sich selbst umzugehen. Und das tun Sie nur für sich. Sie schulden niemandem etwas. Nicht der Gesellschaft, nicht dem Arzt und auch nicht Ihren Eltern. Aber das Leben macht so viel mehr Spaß, wenn das Äußere und das Innere zusammenpassen. Der Fachbegriff heißt Kongruenz. Man könnte auch sagen: Mit sich im Reinen sein.

Schritt 8: Den Selbstwert erhöhen

Wie verhält es sich nun also, wenn wir unser Inneres mit dem ·Außen vergleichen? Was haben wir im Spiegel anfänglich gesehen? Speckrollen um die Hüfte? Ein fieses Doppelkinn? Die breiten Fesseln der Mutter? Die gedrungene feisten Wangen des Vaters? Doch das alles sind Äußerlichkeiten. Wie sieht es aber in Ihnen aus? Wer sind Sie eigentlich, wie ticken Sie? Und nun geht es nicht um die äußeren Stressfaktoren (Nachbar, Kollegin, Arbeitsplatz), sondern um Sie selbst.

Unerwünschte Emotionen haben wir nämlich dann, wenn die Eigenwahrnehmung und die Fremdwahrnehmung nicht zusammenpassen. Ebenso verhält es sich mit unserem Äußeren und dem Inneren. Dazu müssen wir uns Zeit für eine genaue Analyse nehmen. Schon alleine das ist übrigens gesund. Wissenschaftler der Harvard University in Cambridge haben herausgefunden, dass die Belohnungszentren im Gehirn anspringen, also Dopamin ausgeschüttet wird, wenn wir über uns sprechen. Auch, wenn gar keiner zuhört. Toll, oder?

Sie dürfen also sofort anfangen, schütten Sie die Puzzleteile Ihres Inneren einmal auf den Tisch. Was für ein Typ sind Sie? Intro- oder extrovertiert? Eher ordentlich oder chaotisch? Ängstlich oder mutig? Welche Dinge machen Ihnen Spaß, welche weniger? Was fällt Ihnen schwer, was geht Ihnen leicht von der Hand? Sind Sie vielleicht ungeduldig, leicht reizbar oder empfindlich?

Wir neigen leider dazu, immer unsere »Defizite« in den Vordergrund zu stellen: Ich bin undiszipliniert, ich kann nicht gut nein sagen ... Fangen wir an, die positiven Seiten nach vorne zu holen: Ich bin zuverlässig, ich bin empathisch, ich kann gut zuhören. Was auch immer Sie ausmacht! Richten Sie den Scheinwerfer auf Ihre Schokoladenseiten, so wie eben vor dem Spiegel. Loben Sie sich, machen Sie sich Komplimente, freuen Sie sich über Ihre Fähigkeiten und Talente! Ihr Gehirn wird Sie dafür augenblicklich belohnen. Denn das alles gehört zu Ihnen, die »guten« wie »weniger guten« Seiten. Und nur dann, wenn wir all unsere Seiten kennen, können wir auch jene ändern, die hinderlich sind und die wir vielleicht nicht so mögen.

Schritt 9: Neue Energie gewinnen

Befragt man nun noch einmal unsere Patientin mit dem Naturjoghurt (ehemals Calzoneliebhaberin), was sich verändert hat, so war neben der Gewichtsabnahme ihre Antwort: »Ich habe jetzt mehr Energie.« Eigentlich merkwürdig, denn ernährungsphysiologisch nimmt sie weniger Energie in Form von Kalorien zu sich. Es muss also noch eine zweite Form der Energie geben. Richtig. Es ist die Energie des Geistes. Die, die Wissenschaft nicht messen kann. Noch nicht. Es ist die Energie der Zufriedenheit, des Glücks und der innerlichen Sättigung.

Wenn wir die Patientin mit dem Schokomuffin befragen, warum sie ausgerechnet dieses Gebäck wählt und nicht einen Protein-Energydrink, dann wird sie sagen: »Der Schokomuffin gibt mir viel bessere Energie.« Das ist nicht falsch, aber auch nicht richtig. Wenn Sie den Insulinspiegel dauerhaft senken, dann werden Sie eine Zufriedenheit spüren, die langfristig ist. Sie entspricht einer Sinuskurve, die wenig hohe Amplituden, also nicht zu große Ausschläge nach oben oder unten hat. Eine kleine Amplitude (mehr Balance, Ausgewogenheit) ist gut für die Fettzellen, gibt auch unserem Gehirn Ruhe, das ansonsten sehr empfindlich auf Ausschläge jeder Art reagiert.

Sich selbst Energie geben ist also nicht nur in Bezug auf die richtigen Lebensmittel wichtig. Wenn Sie sich langfristig von den Dingen oder Menschen trennen, die auf den Zettelchen stehen, dann werden Sie merken, dass Sie einige »Energieräuber« aus Ihrem Leben gestrichen haben. In der Folge werden Sie weniger Schokomuffins und Pizzastücke brauchen. Vertrauen Sie mir.

Die Fettzellen werden weniger gestresst sein, weil Sie weniger Cortisol ausschütten, und dadurch werden Sie mehr Energie zur Verfügung haben. Es wird lockerer werden. In den Fettzellen und in Ihrem Inneren. Den Schutzwall aus Fettzellen brauchen Sie immer weniger.

Schritt 10: Essen anders wahrnehmen

Die Sache mit dem Essen. Noch ein Schlusswort dazu. Sie fragen sich bestimmt: »Okay, und was soll ich jetzt bitte essen?«

Dazu machen wir eine letzte Übung: Schlagen Sie eine neue Seite in Ihrem Notizbuch auf (oder nehmen Sie einen neuen Zettel). Machen Sie eine Liste mit Lebensmitteln, die Sie gerne essen. Oder glauben, gerne zu essen: Pizza, Croissant, Salatgurken, Mozzarella. Ganz egal. Hauptsache, Sie sind ehrlich.

Anschließend machen Sie eine Liste mit Sachen, die Sie nicht gerne essen: Anchovis, Tomatensoße, Chicorée. Ganz egal. Hauptsache ehrlich.

Dann gehen Sie mit diesen Listen einkaufen und essen all diese Dinge in der aufgeschriebenen Reihenfolge. Ja, auch die, die Sie nicht mögen! Betrachten Sie es als Experiment, das ruhig über ein paar Tage verteilt sein kann. Achten Sie weder auf Kalorien noch auf Zucker oder Fette. Alles ist erlaubt.

Nun führen Sie wieder Buch. Schreiben Sie bei jedem Lebensmittel das Gefühl auf und den Geschmack, den Sie dabei empfinden. Bei Croissant kann das sein:»süß, fettig, trocken, Schuldgefühl«. Oder was auch immer Ihnen dazu einfällt. Sie müssen dabei nicht alles auf einmal essen, das kann die Geschmacksnerven überfordern.

Schauen Sie diese Liste mit etwas Abstand noch einmal an. Was wollen Sie noch mal essen? Auf was hätten Sie lieber verzichtet? Welche Lebensmittel schmecken gut und hinterlassen ein gutes Gefühl, welche aber einen schlechten Nachgeschmack? Unser »Lustzentrum« kann uns hier nämlich manchmal im ersten Augenblick fehlleiten. Dann essen wir andere Dinge, als unser Körper wirklich braucht.

Ich möchte, dass Sie eines verstehen: Sie können alles essen. Was Ihnen gut tut. Sobald Sie anfangen, **wirklich** auf Ihr Inneres zu hören und **ohne** Schuldgefühle dabei zu empfinden. Sie sollten dafür aber mit Genuss essen. Es bringt nichts, auf eine Low-Carb-Diät zu gehen und nach sechs Wochen frustriert über Backwaren und Nudeln herzufallen. Es geht darum, hochwertige Lebensmittel zu essen und sich im Inneren »satt« und »befriedigt« zu fühlen. Es geht bei den Gefühlen eher um das Gefühl des Geschmacks und nicht um die Umgebungsstimmung, daher sollte man versuchen, alleine im Raum zu sein, wenn man eine solche emotionale Essenstestung vornimmt.

Ein Tipp noch zum Schluss

Denken Sie öfter an Ihre kleinen Fettzellen. Sie werden ausgebildet – **für Sie**. Damit Sie nicht verhungern, gewärmt werden und gut gepolstert durchs Leben marschieren können. Geben Sie den kleinen Fettzellen eine Chance. Nehmen Sie alle, die jungen und die alten Fettzellen, als etwas Gutes wahr. Stellen Sie sich bei jedem Mittagessen vor, was Ihre Fettzellen brauchen und was nicht. Mit Ketchup und Pommes können die relativ wenig anfangen, außerdem überfordert es Ihre Blutgefäße. Denken Sie nur an das Polizeiaufgebot an Makrophagen, das Sie brauchen, um das alles zu verstauen.

Lachs und Brokkoli könnten die bessere Alternative für die Mittagspause sein. Gerne darf es als Nachtisch auch ein Cappuccino mit Milchschaum sein, mit Zucker. Denn unsere Fettzellen lieben Triglyceride. Ihr lebenslanges Verhältnis mit der treuen Lipoproteinlipase wird immer bestehen bleiben. Aber wir sollten versuchen, die Beziehung nicht mit zu viel Cortisol unnötig zu stressen. Das schadet bekanntlich jeder Beziehung. Fett ist nett! Sind Sie es auch zu sich?!

WIE ICH ES MACHE ...

Zum Abschluss möchte ich Ihnen einen kleinen persönlichen Einblick aus meinem Leben mit dem Fett gewähren. Wie Sie wissen, habe ich eine sehr spezielle Beziehung zu diesem Organ. Es hat sich vom einstigen Hassobjekt zu meiner absoluten Passion entwickelt.

Ganz genau weiß man noch nicht, ob die krankhafte Fettverteilungsstörung, die ich hatte, auf eine Beschädigung des Fettstoffwechsels (also zum Beispiel der Lipolyse) zurückzuführen ist oder ob die Fettzellen defekt sind, weil sie einfach auch über das Alter von 22 Jahren hinaus nicht aufhören zu wachsen und sich zu teilen. Wir sind dabei, den Ursachen und Hintergründen in der Forschung nachzugehen, und stellen uns jeden Tag mehr Fragen, als wir beantworten können.

Vielleicht haben auch Sie in diesem Buch zum ersten Mal von Lipödem gehört. Vielleicht kennen Sie sogar jemanden, auf den die Beschreibung passt und der »furchtbar dicke Beine« hat, Sie aber bis dato nicht wussten, was dahinterstecken könnte. Das Phänomen und seine nun einsetzende Erforschung erinnert ein bisschen an Migräne. Vor 60 Jahren hatten vor allem »Hausfrauen« Migräne. Damals war das eine Modekrankheit. Heute gibt es Antikörper-Impfungen dagegen. So ähnlich verhält es sich heute mit dem Lipödem. Noch sind etliche Fragen offen, und von einer präventiven Anti-Lipödem-Impfung sind wir weit entfernt. Aber wer weiß, was in 60 Jahren sein wird ... Aktuell ist es eine Erkrankung, die Frauen jeden Alters treffen kann. Und Gott sei Dank haben wir nun einen Namen für sie. Das macht einiges einfacher und hatte auch zur Folge, dass die Krankenkassen den operativen Aufwand unterstützen und nicht mehr lediglich als ästhetischen Eingriff, also eine Schönheitsoperation, sehen.

Am Ende war es nämlich bei mir so. Ich kam ich unters Messer. Das Fett wurde abgesaugt. Aber waren damit alle Probleme gelöst? Wenn es doch so schön einfach wäre. Tatsächlich ist die Liposuktion nur der erste Schritt. Denn unser Fett ist und bleibt lebendig. Auch nach der Liposuktion gibt es noch genügend goldene Fettzellen, die uns begleiten und uns wärmen, schützen und manchmal unsere Schwächen aufzeigen. Daher ist es unsere Aufgabe (vor allem auch) als Lipödem-Patienten, dafür zu sorgen, dass es unserem Fettstoffwechsel gut geht. Er muss in Schwung kommen und auch bleiben. Daher ist es umso wichtiger, als Betroffene sich mit dem Fettstoffwechsel auseinanderzusetzen. Welche Stoffe tun mir gut? Welche nicht? Gibt es vielleicht Muster, die ich jahrelang nicht erkannt habe? Pizza-Rituale, die ich jetzt nicht mehr brauche?

Wir beschäftigen uns tagtäglich mit unserem Gewicht und unserer Figur, aber so gut wie nie mit dem Fett. Doch genau darum geht es ja. Vielleicht ist der Titel deshalb so provokant gewählt, um meinen Patientinnen mit gutem Beispiel voranzugehen und die große Negativität, die wir tagtäglich unserem Körperfett entgegenbringen, zu verändern. Selbstliebe und positives Körpergefühl sind Dinge, die viele Übergewichtige erst lernen müssen.

Wie lebe ich also mit meinem Fett? Meine Schwäche ist die Schokolade. Es gibt einfach zu gute Süßigkeiten mit Kakao auf dieser Welt, und bei »Stress« ist immer die Schokolade mein bester Freund. Nach den Liposuktionen wartete eine sehr stressige Phase vor der Facharzt-Prüfung auf mich, und ich nahm erneut fast zehn Kilogramm Gewicht zu. Zu meinem Erstaunen fühlte ich mich nicht unwohl dabei. Ich fühlte mich sicherer. Geerdet. Ich brauchte diesen Schutzpanzer. Als würde ohne ihn mich jeder »Luftzug« umhauen. Ich musste in dieser Zeit kämpfen. Beruflich und privat.

Zum ersten Mal im Leben hatte ich das Gefühl, dass mein Körper genau wusste, was er tat. Früher hätte ich mich wohl den ganzen Tag darüber aufgeregt und mich selbst verabscheut für diese Disziplinlosigkeit. Aber jetzt hatte ich ein tieferes Verständnis dafür entwickelt, dass mein Körper im »Alarm-Modus« war und meine Fettzellen einfach alles schön bunkerten, um für den Alarmzustand gewappnet zu sein.

Als die stressige Zeit vorbei und die Zeit der Entspannung gekommen war, nahm ich sofort fünf Kilogramm innerhalb von vier Wochen wieder ab. Die restlichen Pfunde hielten sich etwas hartnäckiger und verlangten von mir eine Einschränkung der Süßigkeiten, des Weißmehl-Konsums und die Wiederaufnahme meiner sportlichen Aktivitäten. Es ging nun langsamer, aber ich war mir bewusst, dass ich noch im Normalgewicht war, und ich hatte das Gefühl, alles unter Kontrolle zu haben. Das war dabei ein entscheidender Punkt. Zwei Monate später waren auch die restlichen Pfunde weg, und ich konnte meine alten Sommerkleider wieder tragen.

Tatsächlich war diese Phase für mich eine gute Lektion, ich lernte, dass unser Unterbewusstsein mehr mit unserem Gewicht zu tun hat, als wir vielleicht denken. Und das war etwas völlig Neues für mich. In der Zeit vor den Lipödem-Operationen war ich hoffnungslos verloren gewesen, da mir die Fettzellen nicht »gehorcht« hatten. Jetzt hingegen hatte ich gelernt, mich mit meinem Fett besser zu verstehen, und hatte somit keinerlei Angst mehr vor der Gewichtszunahme.

Selbstverständlich fand ich es nicht toll, an der ein oder anderen Stelle zugelegt zu haben, auch die Kleiderauswahl in meinem Schrank war temporär etwas eingeschränkt, aber ich wusste, dass es so nicht bleiben würde. Wenn die »Gefahr« vorbei und der »Fight & Flight«-Modus wieder beendet wäre, würde ich wieder abnehmen. Und genauso war es auch.

Wenn Sie also in einer Spirale festsitzen und unglücklich mit Ihrem Gewicht sind, beginnen Sie nicht kopflos mit einer Kohlsuppen-Diät. Setzen Sie sich lieber an den Schreibtisch Ihres Lebens und versuchen Sie, ihn zu sortieren.

Ja, auch ich habe eine kleine Box, in der ich Gedanken ablege, für die ich gerade keinen Platz habe. Dort bewahre ich meine Ängste und Sorgen auf, bis ich sie angehen und lösen kann. Dann werden sie in winzige Teile zerrissen und im Klo runtergespült. Ein kleines Ritual, dass ich liebevoll zelebriere. Oft sind es nun mal nicht die großen Dinge, die unser Leben verändern, sondern die kleinen. Und Sie haben immer eine Wahl.

Vielleicht hat sich bereits beim Lesen des Buches für Sie etwas verändert und Sie haben beim Essen immer mal wieder darüber nachgedacht, was Ihre Fettzellen wohl mit der nächsten Lieferung anstellen. Das wäre ein großartiger erster Schritt!

Ich wünsche Ihnen viel Freude auf dem weiteren Weg hin zu einer Aussöhnung mit Ihrem Körperfett.

Ihre Dr. Anna-Theresa Lipp

DANKSAGUNG

Jedes Buch ist auch eine Reise. Am Ende dieser Reise möchte ich mich zurückblickend bedanken bei Dr. Sita Frey vom S. Fischer Verlag, die diese Reise überhaupt ermöglicht hat. Ihr habe ich es zu verdanken, dass die Geschichte des Fetts neu erzählt werden konnte. Ohne sie wäre »Fett ist nett« nie entstanden. Für ihre tolle Navigation während der Reise möchte ich mich an dieser Stelle ganz herzlich bedanken.

Eine Reise tritt man aber am besten nie alleine, sondern mit Begleitung an. Ohne Sabine Jürgens wäre es vielleicht ein Fettstoffwechsel-Kompendium geworden, aber keine gute Geschichte. Diese Lektorin versteht es, Worte lebendig werden zu lassen, und sie hat bestimmt an so manchen Stellen für mehr Verständnis und Unterhaltung gesorgt. Eine bessere Reisegefährtin hätte ich mir nicht wünschen können.

Darüber hinaus möchte ich mich an dieser Stelle bei dem großartigen Team des S. Fischer Verlags für die Unterstützung bedanken.

Persönlich bedanken möchte ich mich bei meinen Eltern, denn ohne die beiden als Vorbild zu haben, hätte ich vermutlich nie meine Nase in die Naturwissenschaft gesteckt. Allem voran bei meinem Vater, Prof. Dr. Hans-Christian Bauer, der auch das wissenschaftliche Lektorat übernommen hat. Dank meiner Mutter PD Dr. Hannelore Bauer bin ich überhaupt Ärztin geworden. Sie hat uns Kindern ihre Selbstlosigkeit und Liebe zu den Menschen weitergegeben und prägt uns bis heute.

Meinem Ehemann Markus Lipp habe ich so viel mehr zu verdanken, als ich in diesen Zeilen schreiben könnte. Seine grenzenlose Unterstützung und Liebe bestärken mich immer wieder darin, zu glauben, dass manche Begegnungen einfach Schicksal sind.

Seine Weisheit und große Güte machen mich jeden Tag aufs Neue dankbar.

Literaturverzeichnis

Kapitel I

1. J. Fanghänel, F. Pera, F. Anderhuber u. a. : *Waldeyer Anatomie des Menschen*. 17. Auflage. Verlag Walter de Gruyter, Berlin 2003, ISBN 3-11-016561-9
2. D. Drenkhahn (Hrsg.): *Anatomie*. 16. Auflage. Band 1, Urban & Fisher, München 2003, S. 127–128.
3. Johannes Sobotta, Ulrich Welsch: *Lehrbuch Histologie. Zytologie, Histologie, Mikroskopische Anatomie*. 2. Auflage. Urban & Fischer, München 2005, ISBN 3-437-42421-1

Kapitel II

1. William Herbert Sheldon, Stanley Smith Stevens, William Boose Tucker: *The Varieties of human physique – an introduction to constitutional psychology*. Harper, New York 1940
2. P. Schauder, G. Ollenschläger: *Ernährungsmedizin. Prävention und Therapie*. 2006, ISBN 3-437-22921-4
3. H. Biesalski, P. Fürst, H. Kasper: *Ernährungsmedizin*. 2004, ISBN 3-13-100293-X
4. Normwerte der Deutschen Gesellschaft für Ernährung bei Männern 20 bis 25, bei Frauen 19 bis 24 kg/m^2
5. Perry P. Griffin, Manfred Schubert-Zsilavecz, Holger Stark: *Hemmstoffe von Beta-Adrenozeptoren*. In: *Pharmazie in unserer Zeit*. Bd. 33, Nr. 6, 2004, S. 442–449
6. Cornelia Held, Ralf Kling, Peter Gmeiner: *Struktur und Funktion β-adrenerger Rezeptoren*. In: *Pharmakon*. Band 1, Nr. 5, 2013, S. 406–412
7. Georg Löffler, Petro E. Petrides: *Biochemie und Pathobiochemie*. 8. Auflage. Springer, Berlin 2006
8. Wolf-Bernhard Schill, Reinhard G. Bretzel, Wolfgang Weidner (Hrsg.): *Männermedizin in der allgemeinmedizinischen und internis-*

tischen Praxis. Urban & Fischer bei Elsevier, München 2005, ISBN 3-437-23260-6

9. Dietrich Michalk, Eckhard Schönau, Ingrid Fritz (Hrsg.): *Differentialdiagnose Pädiatrie.* 2. Auflage. Urban & Fischer Bei Elsevier, München 2005, ISBN 3-437-22530-8

10. Roche Lexikon Medizin, 5. Auflage; Urban & Fischer Bei Elsevier, München 2003, ISBN 3-437-15150-9

11. Vestweber, Dietmar: Endothelzellen: Barrieren zwischen Blut und Gewebe, Tätigkeitsbericht 2005, Max-Planck-Institut für molekulare Biomedizin

12. Karlsons Biochemie und Pathobiochemie, 15. Auflage; von Peter Karlson, Detlef Doenecke, Jan Koolman, Georg Fuchs, Wolfgang Gerok, Georg Thieme Verlag 2005, ISBN 3133578154

13. Beck-Sickinger, Hahn: Lehrbuch der Biochemie, 2. Auflage, Wiley-VCH Verlag 2010, ISBN 3527326677

14. G. Ceccarelli u. a.: *Development of Buffalo Hump in the course of antiretroviral therapy including raltegravir and unboosted atazanavir: a case report and review of the literature.* In: *J. Med. Case Reports.* Band 5, Nr. 1, 17. Feb 2011

15. G. Targher: *»Buffalo« hump in nonalcoholic fatty liver disease.* In: *Hepatology* Band 46, Nr. 4, Okt 2007, S. 1311–1312. PMID 17894313

16. S1-Leitlinie: *Lipödem,* AWMF-Registernummer 037/012 (online: Volltext), Stand 31. Oktober 2015

17. Lipödemportal – ein Ratgeber für Frauen, Ärzte und Therapeuten lipoedemportal.de

18. K. Powell: *Obesity: The two faces of fat.* In: *Nature* 447, 2007, S. 525–527. PMID 17538594

19. P. Björntorp (1996): *The regulation of adipose tissue distribution in humans. Int J Obes Relat Metab Disord.* 20(4):291-302 PMID 868045

20. Jun Wu, Pontus Boström u. a.: *Beige Adipocytes Are a Distinct Type of Thermogenic Fat Cell in Mouse and Human.* In: *Cell.* 150, 2012, S. 366, doi:10.1016/j.cell.2012.05.0

Kapitel III

1. J. Jobst: *Stammzellen aus Knochenmark, Nabelschnurblut oder Fettgewebe.* In: *Kigorosa.* Roman Safreider, 3. Oktober 2018, abgerufen am 13. März 2019.

2. William F. Ganong: *Lehrbuch der Medizinischen Physiologie: Die Physiologie des Menschen für Studierende der Medizin und Ärzte.* Springer, Berlin/Heidelberg 2013, ISBN 978-3-662-00627-6, S. 352

3. G. Corneli, C. Di Somma, R. Baldelli, S. Rovere, V. Gasco, C. G. Croce, S. Grottoli, M. Maccario, A. Colao, G. Lombardi, E. Ghigo, F. Camanni, G. Aimaretti: *The cut-off limits of the GH response to GH-releasing hormone-arginine test related to body mass index.* In: *European Journal of Endocrinology.* 2005, S. 257–264.

4. S3-Leitlinie: *»Prävention und Therapie der Adipositas«* der Deutschen Adipositas-Gesellschaft, Deutschen Diabetes Gesellschaft, Deutschen Gesellschaft für Ernährung und Deutschen Gesellschaft für Ernährungsmedizin, AWMF-Registernummer 050/001 Stand 04/2011

5. Nach Herbert Steffny: *Das große Laufbuch.* Südwest, München 2011, ISBN 978-3-517-08642-2

6. https://www.lecturio.de/magazin/glykogenstoffwechsel

7. Ancel Keys: *»Indices of relative weight and obesity«.* In: *Journal on Chronic Diseases.* Oxford 25. 1972, 6, S. 329–343. ISSN 0021-9681

8. Deutsche Gesellschaft für Ernährung e. V.: Unter der Lupe: Der Body-Adiposity-Index (2013)

9. Bundeszentrale für gesundheitliche Aufklärung (BZgA): *BZgA Essstörungen: Der Body Mass Index (BMI)*

10. Cinti S (2005). *»The adipose organ«. Prostaglandins Leukot Essent Fatty Acids. 73 (1): 9-15. doi:10.1016/j.plefa.2005.04.010 PMID 15936182*

11. Gesta S, Tseng YH, Kahn CR (October 2007). *»Developmental origin of fat: tracking obesity to its source«. Cell. 131 (2): 242-56. doi:10.1016/j.cell.2007.10.004. PMID 17956727*

12. P. Boström, J. Wu, M. P. Jedrychowski, A. Korde, L. Ye, J. C. Lo, K. A. Rasbach, E. A. Boström, J. H. Choi, J. Z. Long, S. Kajimura, M. C. Zingaretti, B. F. Vind, H. Tu, S. Cinti, K. Højlund, S. P. Gygi, B. M. Spiegelman: *A PCG1-α-dependent myokine that drives brown-fat-like development of white fat and thermogenesis.* Nature 11. Januar 2012; Band 481 (7382): Seiten 463–468.

13. Orthologe bei eggNOG

14. Wenz, S. G. Rossi, R. L. Rotundo, B. M. Spiegelman, C. T. Moraes: *Increased PCG1-α expression protects form sarcopenia and metabolic disease during aging.* Proc Natl Acad Sci USA 2009; Band 106: Seiten 20405–20410.

LITERATURVERZEICHNIS 207

15. Bente Klarlund Pedersen: *A muscular twist on the fate of fat.* New England Journal of Medicine 19. April 2012; Band 366, Seiten 1544–1545.

16. Anne Hecksteden, Melissa Wegmann, Anke Steffen, Jochen Kraushaar, Arne Morsch, Sandra Ruppenthal, Lars Kaestner, Tim Meyer: *Irisin and exercise training in humans – Results from a randomized controlled training trial.* In: *BMC Medicine.* 11, 2013, S. 235, doi:10.1186/1741-7015-11-235

17. Jeremic N, Chaturvedi P, Tyagi SC. Browning of White Fat: Novel Insight Into Factors, Mechanisms, and Therapeutics. J Cell Physiol. 2017 Jan;232(1):61-8. doi: 10.1002/jcp.25450. Epub 2016 Jun 21. PMID: 27279601; PMCID: PMC6567990.

18. Zheng Z, Liu X, Zhao Q, Zhang L, Li C, Xue Y. 2014. Regulation of UCP I in the browning of epididymal adipose tissue by beta3-adrenergic agonist: A role for MicroRNAs. Int J Endocrinol 2014:530636.

19. Wang A*, Medzhitov R*. Counting Calories: The Cost of Inflammation. Cell 2019 Apr 4;177(2):223-224. *Co-corresponding

20. Wang A*, Luan HH, Hilliard B, Carvalho F, Rosen C, Ahasic A, Herzog E, Kang I, Pisani M, Yu S, Zhang C, Ring A, Young L, Medzhitov R*. GDF15 is an Inflammation-Induced Central Mediator of Tissue Tolerance. Cell. 2019. In Press. * Co-corresponding

Kapitel IV

1. Kuhbier, J. W.; Weyand, B.; Sorg, H.; Radtke, C.; Vogt: *Stammzellen aus dem Fettgewebe : Eine neue Ressource für die regenerative Medizin?* Hrsg.: Der Chirurg; Zeitschrift fur alle Gebiete der operativen Medizin. 81. Auflage. Hannover 2010

2. Gerhard Deutschmann: *Die Haut und ihre Anhangsgebilde.* Springer, Wien 2005, ISBN 3-211-83670-5

3. Thomas Heinemann, Jens Kersten: *Stammzellforschung. Naturwissenschaftliche, rechtliche und ethische Aspekte. Sachstandsberichte des DRZE.* Band 4. Verlag Karl Alber, Freiburg 2007, ISBN 978-3-495-48196-7

4. Passier, Mummery: *Origin and use of embryonic and adult stem cells in differentiation and tissue repair.* In: *Cardiovascular Research.* Band 58, 2003, S. 324–335.

5. Renate Lüllmann-Rauch: *Histologie*. Georg Thieme, Stuttgart 2009, ISBN 978-3-13-129243-8, S. 116–117.

6. Priyadarshini S, Pradhan B, Griebel P, Aich P. Cortisol regulates immune and metabolic processes in murine adipocytes and macrophages through HTR2c and HTR5a serotonin receptors. *Eur J Cell Biol*. 2018;97(7):483-492. doi:10.1016/j.ejcb.2018.07.004

7. Incollingo Rodriguez AC, Epel ES, White ML, Standen EC, Seckl JR, Tomiyama AJ. Hypothalamic-pituitary-adrenal axis dysregulation and cortisol activity in obesity: A systematic review. *Psychoneuroendocrinology*. 2015;62:301-318. doi:10.1016/j.psyneuen.2015.08.014

8. Eintrag zu *Cortisol* in der ChemIDplus-Datenbank der United States National Library of Medicine (NLM).

9. Coppack SW. Pro-inflammatory cytokines and adipose tissue. *Proc Nutr Soc*. 2001;60(3):349-356. doi:10.1079/pns2001110

10. Smekal A, Vaclavik J. Adipokines and cardiovascular disease: A comprehensive review. *Biomed Pap Med Fac Univ Palacky Olomouc Czech Repub*. 2017;161(1):31-40. doi:10.5507/bp.2017.002

11. Fasshauer M, Blüher M. Adipokines in health and disease. *Trends Pharmacol Sci*. 2015;36(7):461-470. doi:10.1016/j.tips.2015.04.014

12. Tzanavari T, Giannogonas P, Karalis KP. TNF-alpha and obesity. *Curr Dir Autoimmun*. 2010;11:145-156. doi:10.1159/000289203

13. Hotamisligil GS, Shargill NS, Spiegelman BM. Adipose expression of tumor necrosis factor-alpha: direct role in obesity-linked insulin resistance. *Science*. 1993;259(5091):87-91. doi:10.1126/science.7678183

14. Zhang Y, Chua S Jr. Leptin Function and Regulation. *Compr Physiol*. 2017;8(1):351-369. Published 2017 Dec 12. doi:10.1002/cphy.c160041

15. Paz-Filho G, Mastronardi CA, Licinio J. Leptin treatment: facts and expectations. *Metabolism*. 2015;64(1):146-156. doi:10.1016/j.metabol.2014.07.014

16. Zhang F, Chen Y, Heiman M, Dimarchi R. Leptin: structure, function and biology. *Vitam Horm*. 2005;71:345-372. doi:10.1016/S0083-6729(05)71012-8

17. Van Doorn C, Macht VA, Grillo CA, Reagan LP. Leptin resistance and hippocampal behavioral deficits. *Physiol Behav*. 2017;176:207-213. doi:10.1016/j.physbeh.2017.03.002

18. Fang H, Judd RL. Adiponectin Regulation and Function. *Compr Physiol*. 2018;8(3):1031-1063. Published 2018 Jun 18. doi:10.1002/cphy.c170046

19. Wang ZV, Scherer PE. Adiponectin, the past two decades. *J Mol Cell Biol*. 2016;8(2):93-100. doi:10.1093/jmcb/mjw011

20. Woodward L, Akoumianakis I, Antoniades C. Unravelling the adiponectin paradox: novel roles of adiponectin in the regulation of cardiovascular disease. *Br J Pharmacol*. 2017;174(22):4007-4020. doi:10.1111/bph.13619

Kapitel V

1. Hotamisligil GS, Arner P, Caro JF, Atkinson RL, Spiegelman BM. Increased adipose tissue expression of tumor necrosis factor-alpha in human obesity and insulin resistance. *J Clin Invest*. 1995;95(5):2409-2415. doi:10.1172/JCI117936

2. Hube F, Hauner H. The role of TNF-alpha in human adipose tissue: prevention of weight gain at the expense of insulin resistance?. *Horm Metab Res*. 1999;31(12):626-631. doi:10.1055/s-2007-978810

3. Zahid H, Simpson ER, Brown KA. Inflammation, dysregulated metabolism and aromatase in obesity and breast cancer. *Curr Opin Pharmacol*. 2016;31:90-96. doi:10.1016/j.coph.2016.11.003

4. Jaipersad AS, Lip GY, Silverman S, Shantsila E. The role of monocytes in angiogenesis and atherosclerosis. *J Am Coll Cardiol*. 2014;63(1):1-11. doi:10.1016/j.jacc.2013.09.019

5. Borst SE. The role of TNF-alpha in insulin resistance. *Endocrine*. 2004;23(2-3):177-182. doi:10.1385/ENDO:23:2-3:177

6. Smith U, Kahn BB. Adipose tissue regulates insulin sensitivity: role of adipogenesis, de novo lipogenesis and novel lipids. *J Intern Med*. 2016;280(5):465-475. doi:10.1111/joim.12540

7. Lee M, Sorn SR, Lee Y, Kang I. Salt Induces Adipogenesis/Lipogenesis and Inflammatory Adipocytokines Secretion in Adipocytes. *Int J Mol Sci*. 2019;20(1):160. Published 2019 Jan 4. doi:10.3390/ijms20010160

Kapitel VI

1. Ewa Rogalska, Claire Cudrey, Francine Ferrato, Robert Verger: *Stereoselective hydrolysis of triglycerides by animal and microbial lipases.* In: *Chirality.* 5, 1993, 24-30, doi:10.1002/chir.530050
2. Eintrag zu *Triacylglycerole.* In: *Römpp Online.* Georg Thieme Verlag
3. E. J. Behrman, Venkat Gopalan: *Cholesterol and Plants* In: *Journal of Chemical Education,* Dezember 2005, v82, n12; S. 1791-1792. doi10.1021/ed082p1791
4. Bodmer MW, Angal S, Yarranton GT, Harris TJ, Lyons A, King DJ, et al. (August 1987). *»Molecular cloning of a human gastric lipase and expression of the enzyme in yeast«. Biochimica et Biophysica Acta (BBA) – Gene Structure and Expression. 909 (3): 237-44. Doi 10.1016/0167-4781(87)90083-2 PMID 3304425*
5. B.-L. Song, N. B. Javitt, R. A. DeBose-Boyd: *Insig-mediated degradation of HMG CoA reductase stimulated by lanosterol, an intermediate in the synthesis of cholesterol.* In: *Cell Metabolism.* Vol. 1, Nr. 3, 1. März 2005, S. 179-189, doi:10.1016
6. Greenberger NJ, Skillman TG. Medium-chain triglycerides. *N Engl J Med.* 1969;280(19):1045-1058. doi:10.1056/NEJM196905082801906
7. Cerqueira NM, Oliveira EF, Gesto DS, et al. Cholesterol Biosynthesis: A Mechanistic Overview. *Biochemistry.* 2016;55(39):5483-5506. doi:10.1021/acs.biochem.6b00342
8. Kapourchali FR, Surendiran G, Goulet A, Moghadasian MH. The Role of Dietary Cholesterol in Lipoprotein Metabolism and Related Metabolic Abnormalities: A Mini-review. *Crit Rev Food Sci Nutr.* 2016;56(14):2408-2415. doi:10.1080/10408398.2013.842887
9. Nourmohammadi E, Mahoonak AS. Health Implications of Bioactive Peptides: A Review. *Int J Vitam Nutr Res.* 2018;88(5-6):319-343. doi:10.1024/0300-9831/a000418
10. Tan J, McKenzie C, Potamitis M, Thorburn AN, Mackay CR, Macia L. The role of short-chain fatty acids in health and disease. *Adv Immunol.* 2014;121:91-119. doi:10.1016/B978-0-12-800100-4.00003-9
11. McNabney SM, Henagan TM. Short Chain Fatty Acids in the Colon and Peripheral Tissues: A Focus on Butyrate, Colon Cancer, Obesity and Insulin Resistance. *Nutrients.* 2017;9(12):1348. Published 2017 Dec 12. doi:10.3390/nu9121348
12. Aloulou A, Carrière F (March 2008). *»Gastric lipase: an extremophi-*

lic interfacial enzyme with medical applications«. *Cellular and Molecular Life Sciences.* **65** *(6): 851-4. Doi 10.1007/s00018-008-7546-z. PMID 18213443*

13. Wolf-H. Kunau: *Chemie und Biochemie ungesättigter Fettsäuren.* In: *Angewandte Chemie* 88, 1976, S. 97–111 (doi:10.1002/ange.19760880402

14. P. Nuhn, M. Gutheil, B. Dobner: *Vorkommen, Biosynthese und Bedeutung verzweigter Fettsäuren.* In: *Fette-Seifen-Anstrichmittel.* 87, 1985, S. 135.

15. F. D. Gunstone, J. L. Harwood, F. B. Padley: *The Lipid Handbook.* Chapman and Hall, London / New York 1986, ISBN 0-412-24480-2

16. L. Zelles: *Fatty acid patterns of phospholipids and lipopolysaccharides in the characterisation of microbial communities in soil: a review.* In: *Biol Fertil Soils.* Band 29, Ausgabe 2, 1999, S. 111–129.

17. American Dietetic Association, Dietitians of Canada: *Position of the American Dietetic Association and Dietitians of Canada: dietary fatty acids.* In: *J. Am. Diet Assoc.* 107(9), 2007, S. 1599–1611, PMID 17936958

18. Kurotani K, Sato M, Yasuda K, et al. Even- and odd-chain saturated fatty acids in serum phospholipids are differentially associated with adipokines. *PLoS One.* 2017;12(5):e0178192. Published 2017 May 26. doi:10.1371/journal.pone.0178192

19. Mazzocchi A, Agostoni C. Long-Chain ⊠-3 Polyunsaturated Fatty Acids: Do Genetic Steps Match Metabolic Needs?. *J Nutr.* 2019;149(10):1690-1691. doi:10.1093/jn/nxz160

20. Flock MR, Kris-Etherton PM. Diverse physiological effects of long-chain saturated fatty acids: implications for cardiovascular disease. *Curr Opin Clin Nutr Metab Care.* 2013;16(2):133-140. doi:10.1097/MCO.0b013e328359e6ac

21. Mahley RW, Innerarity TL, Rall SC Jr, Weisgraber KH. Plasma lipoproteins: apolipoprotein structure and function. *J Lipid Res.* 1984;25(12):1277-1294

22. Jomard A, Osto E. Metabolismus und Funktion der Lipoproteine hoher Dichte (HDL) [Metabolism and Function of High-Density Lipoproteins (HDL)]. *Praxis (Bern 1994).* 2019;108(7):477-486. doi:10.1024/1661-8157/a003241

23. Hartley A, Haskard D, Khamis R. Oxidized LDL and anti-oxidized LDL antibodies in atherosclerosis – Novel insights and future directions in diagnosis and therapy. *Trends Cardiovasc Med.* 2019;29(1):22-26. doi:10.1016/j.tcm.2018.05.010

24. Ganjali S, Gotto AM Jr, Ruscica M, et al. Monocyte-to-HDL-cholesterol ratio as a prognostic marker in cardiovascular diseases. *J Cell Physiol.* 2018;233(12):9237-9246. doi:10.1002/jcp.27028

25. Hao W, Friedman A. The LDL-HDL profile determines the risk of atherosclerosis: a mathematical model. *PLoS One.* 2014;9(3):e90497. Published 2014 Mar 12. doi:10.1371/journal.pone.0090497

26. Ginter E, Simko V. New data on harmful effects of trans-fatty acids. *Bratisl Lek Listy.* 2016;117(5):251-253. doi:10.4149/bll_2016_048

27. Estadella D, da Penha Oller do Nascimento CM, Oyama LM, Ribeiro EB, Dâmaso AR, de Piano A. Lipotoxicity: effects of dietary saturated and transfatty acids. *Mediators Inflamm.* 2013;2013:137579. doi:10.1155/2013/137579

28. Wilczek MM, Olszewski R, Krupienicz A. Trans-Fatty Acids and Cardiovascular Disease: Urgent Need for Legislation. *Cardiology.* 2017;138(4):254-258. doi:10.1159/000479956

29. Giugliano D, Ceriello A, Esposito K. The effects of diet on inflammation: emphasis on the metabolic syndrome. *J Am Coll Cardiol.* 2006;48(4):677-685. doi:10.1016/j.jacc.2006.03.052

30. Saín J, González MA, Lavandera JV, Scalerandi MV, Bernal CA. The effects of trans-fatty acids on TAG regulation in mice depend on dietary unsaturated fatty acids. *Br J Nutr.* 2016;116(4):611-620. doi:10.1017/S0007114516002415

Kapitel VII

1. Heinrich Kasper: *Ernährungsmedizin und Diätetik.* »Elsevier,Urban&FischerVerlag«, 2014, ISBN 978-3-437-16833-8

2. G. Löffler, P. E. Petrides, P. C. Heinrich: *Biochemie & Pathobiochemie.* 8. Auflage. Springer, Heidelberg 2006, ISBN 3-540-32680-4, S. 393–395.

3. K. Ström, T. E. Gundersen, O. Hansson, S. Lucas, C. Fernandez, R. Blomhoff, C. Holm: *Hormone-sensitive lipase (HSL) is also a retinyl ester hydrolase: evidence from mice lacking HSL.* In: *FASEB J.* 23(7), Jul 2009, S. 2307–2316.

4. A. K. Lehninger: *Biochemie.* 3. Auflage. Springer, 2001, ISBN 3-540-41813-X

5. Bolsoni-Lopes A, Alonso-Vale MI. Lipolysis and lipases in

white adipose tissue – An update. *Arch Endocrinol Metab.* 2015;59(4):335-342. doi:10.1590/2359-3997000000067

6. Duncan RE, Ahmadian M, Jaworski K, Sarkadi-Nagy E, Sul HS. Regulation of lipolysis in adipocytes. *Annu Rev Nutr.* 2007;27:79-101. doi:10.1146/annurev.nutr.27.061406.093734

7. Braun K, Oeckl J, Westermeier J, Li Y, Klingenspor M. Non-adrenergic control of lipolysis and thermogenesis in adipose tissues. *J Exp Biol.* 2018;221(Pt Suppl 1):jeb165381. Published 2018 Mar 7. doi:10.1242/jeb.165381

8. Arner P, Andersson DP, Bäckdahl J, Dahlman I, Rydén M. Weight Gain and Impaired Glucose Metabolism in Women Are Predicted by Inefficient Subcutaneous Fat Cell Lipolysis. *Cell Metab.* 2018;28(1):45-54.e3. doi:10.1016/j.cmet.2018.05.004

9. Bartness TJ, Liu Y, Shrestha YB, Ryu V. Neural innervation of white adipose tissue and the control of lipolysis. *Front Neuroendocrinol.* 2014;35(4):473-493. doi:10.1016/j.yfrne.2014.04.001

10. Birnbaum MJ. Lipolysis: more than just a lipase. *J Cell Biol.* 2003;161(6):1011-1012. doi:10.1083/jcb.200306008

11. Horton JD. Intravascular triglyceride lipolysis becomes crystal clear. *Proc Natl Acad Sci U S A.* 2019;116(5):1480-1482. doi:10.1073/pnas.1820330116

12. Cerk IK, Wechselberger L, Oberer M. Adipose Triglyceride Lipase Regulation: An Overview. *Curr Protein Pept Sci.* 2018;19(2):221-233. doi:10.2174/1389203718666170918160110

13. Onal G, Kutlu O, Gozuacik D, Dokmeci Emre S. Lipid Droplets in Health and Disease. *Lipids Health Dis.* 2017;16(1):128. Published 2017 Jun 29. doi:10.1186/s12944-017-0521-7

14. Scott JM, Deuster PA. Ketones and Human Performance. *J Spec Oper Med.* 2017;17(2):112-116.

15. Puchalska P, Crawford PA. Multi-dimensional Roles of Ketone Bodies in Fuel Metabolism, Signaling, and Therapeutics. *Cell Metab.* 2017;25(2):262-284. doi:10.1016/j.cmet.2016.12.022

16. Evans M, Cogan KE, Egan B. Metabolism of ketone bodies during exercise and training: physiological basis for exogenous supplementation. *J Physiol.* 2017;595(9):2857-2871. doi:10.1113/JP273185

17. Laffel L. Ketone bodies: a review of physiology, pathophysiology and application of monitoring to diabetes. *Diabetes Metab Res Rev.* 1999;15(6):412-426. doi:10.1002/(sici)1520-7560(199911/12)15:6<412::aid-dmrr72>3.0.co;2-8

18. Egan B, D'Agostino DP. Fueling Performance: Ketones

Enter the Mix. *Cell Metab.* 2016;24(3):373-375. doi:10.1016/j.
cmet.2016.08.021

19. Akram M. A focused review of the role of ketone bodies
in health and disease. *J Med Food.* 2013;16(11):965-967.
doi:10.1089/jmf.2012.2592

20. McPherson PA, McEneny J. The biochemistry of ketogenesis and
its role in weight management, neurological disease and oxidative stress. *J Physiol Biochem.* 2012;68(1):141-151. doi:10.1007/
s13105-011-0112-4

Kapitel VIII

1. Seid H, Rosenbaum M. Low Carbohydrate and Low-Fat Diets:
What We Don't Know and Why we Should Know It. *Nutrients.*
2019;11(11):2749. Published 2019 Nov 12. doi:10.3390/
nu11112749

2. Iacovides S, Meiring RM. The effect of a ketogenic diet versus
a high-carbohydrate, low-fat diet on sleep, cognition, thyroid
function, and cardiovascular health independent of weight
loss: study protocol for a randomized controlled trial. *Trials.*
2018;19(1):62. Published 2018 Jan 23. doi:10.1186/s13063-018-
2462-5

3. Prentice RL, Aragaki AK, Van Horn L, et al. Low-fat dietary
pattern and cardiovascular disease: results from the Women's
Health Initiative randomized controlled trial. *Am J Clin Nutr.*
2017;106(1):35-43. doi:10.3945/ajcn.117.153270

4. Butler SA, Cole LA. Evidence for, and Associated Risks with, the
Human Chorionic Gonadotropin Supplemented Diet. *J Diet
Suppl.* 2016;13(6):694-699. doi:10.3109/19390211.2016.1156
208

5. Goodbar NH, Foushee JA, Eagerton DH, Haynes KB, Johnson
AA. Effect of the human chorionic gonadotropin diet on patient outcomes. *Ann Pharmacother.* 2013;47(5):e23. doi:10.1345/
aph.1R755

6. Kossoff EH, Cervenka MC, Henry BJ, Haney CA, Turner Z. A
decade of the modified Atkins diet (2003-2013): Results, insights, and future directions. *Epilepsy Behav.* 2013;29(3):437-442.
doi:10.1016/j.yebeh.2013.09.032

7. Azizi S, Mahdavi R, Vaghef-Mehrabany E, Maleki V, Karamzad
N, Ebrahimi-Mameghani M. Potential roles of Citrulline and

watermelon extract on metabolic and inflammatory variables in diabetes mellitus, current evidence and future directions: A systematic review. *Clin Exp Pharmacol Physiol.* 2020;47(2):187-198. doi:10.1111/1440-1681.13190

Kapitel IX

1. Bassett SM, Lupis SB, Gianferante D, Rohleder N, Wolf JM. Sleep quality but not sleep quantity effects on cortisol responses to acute psychosocial stress. *Stress.* 2015;18(6):638-644. doi:10.3 109/10253890.2015.1087503
2. Hernández LM, Markwald RR, Kviatkovsky SA, Perry LN, Taylor MK. Morning Cortisol Is Associated With Stress and Sleep in Elite Military Men: A Brief Report. *Mil Med.* 2018;183(9-10):e255-e259. doi:10.1093/milmed/usy047
3. Mrug S, Tyson A, Turan B, Granger DA. Sleep problems predict cortisol reactivity to stress in urban adolescents. *Physiol Behav.* 2016;155:95-101. doi:10.1016/j.physbeh.2015.12.003
4. van Dalfsen JH, Markus CR. The influence of sleep on human hypothalamic-pituitary-adrenal (HPA) axis reactivity: A systematic review. *Sleep Med Rev.* 2018;39:187-194. doi:10.1016/j. smrv.2017.10.002
5. Massar SAA, Liu JCJ, Mohammad NB, Chee MWL. Poor habitual sleep efficiency is associated with increased cardiovascular and cortisol stress reactivity in men. *Psychoneuroendocrinology.* 2017;81:151-156. doi:10.1016/j.psyneuen.2017.04. 013
6. Ghaly M, Teplitz D. The biologic effects of grounding the human body during sleep as measured by cortisol levels and subjective reporting of sleep, pain, and stress. *J Altern Complement Med.* 2004;10(5):767-776. doi:10.1089/acm.2004.10.767
7. Manna P, Jain SK. Obesity, Oxidative Stress, Adipose Tissue Dysfunction, and the Associated Health Risks: Causes and Therapeutic Strategies. *Metab Syndr Relat Disord.* 2015;13(10):423-444. doi:10.1089/met.2015.0095
8. Tomiyama AJ. Stress and Obesity. *Annu Rev Psychol.* 2019;70:703-718. doi:10.1146/annurev-psych-010418-102936
9. Sinha R, Jastreboff AM. Stress as a common risk factor for obesity and addiction. *Biol Psychiatry.* 2013;73(9):827-835. doi:10.1016/j.biopsych.2013.01.032

10. van den Berk-Clark C, Secrest S, Walls J, et al. Association between posttraumatic stress disorder and lack of exercise, poor diet, obesity, and co-occuring smoking: A systematic review and meta-analysis. *Health Psychol.* 2018;37(5):407-416. doi:10.1037/hea0000593

Kapitel X

1. Aubin S, Kupers R, Ptito M, Jennum P. Melatonin and cortisol profiles in the absence of light perception. *Behav Brain Res.* 2017;317:515-521. doi:10.1016/j.bbr.2016.09.060
2. Rahman SA, Wright KP Jr, Lockley SW, Czeisler CA, Gronfier C. Characterizing the temporal Dynamics of Melatonin and Cortisol Changes in Response to Nocturnal Light Exposure. *Sci Rep.* 2019;9(1):19720. Published 2019 Dec 23. doi:10.1038/s41598-019-54806-7
3. Kim TW, Jeong JH, Hong SC. The impact of sleep and circadian disturbance on hormones and metabolism. *Int J Endocrinol.* 2015;2015:591729. doi:10.1155/2015/591729
4. Agilli M, Aydin FN, Cayci T. The effect of body temperature, melatonin and cortisol on obesity in women: A biochemical evaluation?. *Clin Nutr.* 2015;34(2):332. doi:10.1016/j.clnu.2015.01.006

10 Schritte zur Fett-Erleuchtung

1. Volaco A, Cavalcanti AM, Filho RP, Précoma DB. Socioeconomic Status: The Missing Link Between Obesity and Diabetes Mellitus?. *Curr Diabetes Rev.* 2018;14(4):321-326. doi:10.2174/1573399813666170621123227
2. Kiecolt-Glaser JK, Fagundes CP, Andridge R, et al. Depression, daily stressors and inflammatory responses to high-fat meals: when stress overrides healthier food choices. *Mol Psychiatry.* 2017;22(3):476-482. doi:10.1038/mp.2016.149
3. Firth J, Gangwisch JE, Borisini A, Wootton RE, Mayer EA. Food and mood: how do diet and nutrition affect mental wellbeing?. *BMJ.* 2020;369:m2382. Published 2020 Jun 29. doi:10.1136/bmj.m2382
4. Thaker VV, Osganian SK, deFerranti SD, et al. Psychosocial, behavioral and clinical correlates of children with overweight

and obesity. *BMC Pediatr.* 2020;20(1):291. Published 2020 Jun 10. doi:10.1186/s12887-020-02145-2

5. Palacios-García I, Parada FJ. Measuring the Brain-Gut Axis in Psychological Sciences: A Necessary Challenge. *Front Integr Neurosci.* 2020;13:73. Published 2020 Jan 9. doi:10.3389/fnint.2019.00073

6. Allen AP, Dinan TG, Clarke G, Cryan JF. A psychology of the human brain-gut-microbiome axis. *Soc Personal Psychol Compass.* 2017;11(4):e12309. doi:10.1111/spc3.12309

7. Chen Y, Knight ZA. Making sense of the sensory regulation of hunger neurons. *Bioessays.* 2016;38(4):316-324. doi:10.1002/bies.201500167

8. Atasoy D, Betley JN, Su HH, Sternson SM. Deconstruction of a neural circuit for hunger. *Nature.* 2012;488(7410):172-177. doi:10.1038/nature11270

9. Krashes MJ, Shah BP, Madara JC, et al. An excitatory paraventricular nucleus to AgRP neuron circuit that drives hunger. *Nature.* 2014;507(7491):238-242. doi:10.1038/nature12956

10. van Strien T. Causes of Emotional Eating and Matched Treatment of Obesity. *Curr Diab Rep.* 2018;18(6):35. Published 2018 Apr 25. doi:10.1007/s11892-018-1000-x

11. Wong M, Qian M. The role of shame in emotional eating. *Eat Behav.* 2016;23:41-47. doi:10.1016/j.eatbeh.2016.07.004

12. Lazarevich I, Irigoyen Camacho ME, Velázquez-Alva MDC, Zepeda Zepeda M. Relationship among obesity, depression, and emotional eating in young adults. *Appetite.* 2016;107:639-644. doi:10.1016/j.appet.2016.09.011

13. Steinsbekk S, Barker ED, Llewellyn C, Fildes A, Wichstrøm L. Emotional Feeding and Emotional Eating: Reciprocal Processes and the Influence of Negative Affectivity. *Child Dev.* 2018;89(4):1234-1246. doi:10.1111/cdev.12756

14. Konttinen H, van Strien T, Männistö S, Jousilahti P, Haukkala A. Depression, emotional eating and long-term weight changes: a population-based prospective study. *Int J Behav Nutr Phys Act.* 2019;16(1):28. Published 2019 Mar 20. doi:10.1186/s12966-019-0791-8

15. Warren JM, Smith N, Ashwell M. A structured literature review on the role of mindfulness, mindful eating and intuitive eating in changing eating behaviours: effectiveness and associated potential mechanisms. *Nutr Res Rev.* 2017;30(2):272-283. doi:10.1017/S0954422417000154

16. Zysberg L. Emotional intelligence, anxiety, and emotional eating: A deeper insight into a recently reported association?. *Eat Behav.* 2018;29:128-131. doi:10.1016/j.eatbeh.2018.04.001
17. Litwin R, Goldbacher EM, Cardaciotto L, Gambrel LE. Negative emotions and emotional eating: the mediating role of experiential avoidance. *Eat Weight Disord.* 2017;22(1):97-104. doi:10.1007/s40519-016-0301-9
18. Verzijl CL, Ahlich E, Schlauch RC, Rancourt D. The role of craving in emotional and uncontrolled eating. *Appetite.* 2018;123:146-151. doi:10.1016/j.appet.2017.12.014
19. Katterman SN, Kleinman BM, Hood MM, Nackers LM, Corsica JA. Mindfulness meditation as an intervention for binge eating, emotional eating, and weight loss: a systematic review. *Eat Behav.* 2014;15(2):197-204. doi:10.1016/j.eatbeh.2014.01.005

Susanne Kaloff
Nüchtern betrachtet war's betrunken nicht so berauschend
Ein befreiendes Experiment

Seit ich aufgehört habe, Alkohol zu trinken, werde ich häufig von Männern gefragt: »Na, haste Angst, die Kontrolle zu verlieren?« Ich antworte neuerdings: »Nee, ich hab' nur keine Lust, aus Versehen neben dir aufzuwachen.«
Dieses Buch handelt von Dramen, Filmrissen, Ersatzdrogen und dem Rausch der Askese. Es ist für all die Frauen, die wissen, wie beschissen es sich anfühlt, eine Céline-Tasche in einer Nacht zu verlieren, die wünschten, sie würden peinliche SMS, die unter Rosé-Einfluss versendet wurden, rückgängig machen können und denen das Lachen irgendwann zwischen dem zweiten und dritten Glas ein bisschen im Hals stecken geblieben ist. Auf uns, Schwestern!

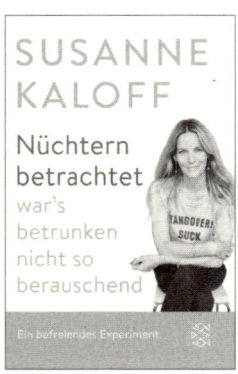

256 Seiten, broschiert

Weitere Informationen finden Sie auf
www.fischerverlage.de

AZ 596-70023/1

PROF. DR. MED. SVEN GOTTSCHLING
mit Lars Amend
SCHMERZ LOS WERDEN
Warum so viele Menschen unnötig leiden
und was wirklich hilft
In unserem so zivilisierten und hochtechnisierten Land erleiden viele Menschen völlig unnötig unvorstellbare Qualen. In einer gut verständlichen Sprache zeigt der bekannte Schmerztherapeut und Palliativmediziner Sven Gottschling, dass Schmerzen nach einer Operation nicht sein müssen, wie die Schmerzempfindlichkeit besonders von Neugeborenen und alten Menschen berücksichtigt werden sollte, was man gegen Kopf-, Bauch- und Rückenschmerzen tun kann und wodurch Menschen mit chronischen Schmerzen ein schneller Zugang zu einer wirkungsvollen Schmerztherapie ermöglicht wird.

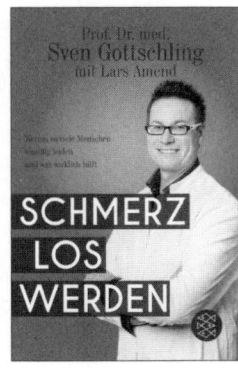

272 Seiten, broschiert

Weitere Informationen finden Sie auf
www.fischerverlage.de

AZ 596-29923/1

Kai Wiesinger
Der Lack ist ab
War's das schon oder kommt noch was?

Mal ehrlich: Haben Sie die Schriftgröße Ihres Handys schon geändert? Oder halten Sie die Speisekarte beim schummrigen Italiener an die Kerze? Eine einfache Lesebrille kann da helfen. Aber Vorsicht: Sie sollten die kleinen Hilfen des Älterwerdens wirklich nur einsetzen, wenn Sie sich ganz sicher sind, dass sie etwas unbedingt scharf sehen wollen. Auch jede Falte auf der Stirn Ihrer Frau wird dann sichtbar.
Kai Wiesinger erzählt mit Witz und Charme, wie er mit Lesebrille, schlaffem Gewebe und was sonst noch dazugehört, die Überfahrt aus seiner Jugend meistert und warum jede Falte hart erlacht ist.

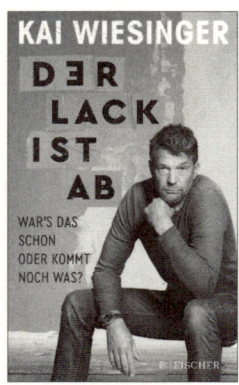

224 Seiten, Klappenbroschur

Weitere Informationen finden Sie auf
www.fischerverlage.de

AZ 596-70534/1

Tankred Stöbe
Mut und Menschlichkeit
Als Arzt weltweit in Grenzsituationen

Was zählt wirklich im Leben? Tankred Stöbe hat seine Antwort auf diese Frage gefunden. Seit Jahren ist er als Arzt in Krisengebieten in der ganzen Welt unterwegs. Ein heimlicher Grenzübertritt in einem Dschungel in Myanmar oder Tage und Nächte ohne Schlaf in einer Höhlenklinik in Syrien – seine Einsätze verlangen ihm alles ab. Dabei trifft er selbst in den ausweglosesten Situationen auf selbstlosen Mut und tiefberührende Menschlichkeit. Seine Erlebnisse geben ihm Hoffnung: »Wir verwehren uns vielen Erfahrungen aus einem Sicherheitsbedürfnis heraus. Aber es lohnt sich, die eigenen Grenzen auszuloten, egal in welchem Bereich. Jeder kann über sich hinauswachsen.«

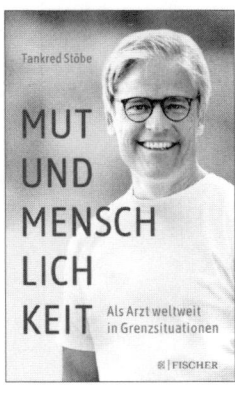 184 Seiten, Klappenbroschur

Weitere Informationen finden Sie auf
www.fischerverlage.de

AZ 596-70439/1

Shunmyo Masuno
Zen your life
Kleine Veränderungen mit großer Wirkung

Kannst du dein Leben in 100 Tagen ändern?

Der Mönch, Gartendesigner und Professor Shunmyo
Masuno sagt ja und zeigt, was Zen bedeutet: kleine Schritte
führen zum Ziel.

Das Buch holt uns da ab, wo wir gerade stehen: im Job, mit
dem Handy in der Hand, vor dem Schuhberg in unserem
Flur. Die wenigen simplen, aber höchst effektiven Grund-
sätze zeigen, wie wir mit Zen unserem schnelllebigen Alltag
standhalten können.

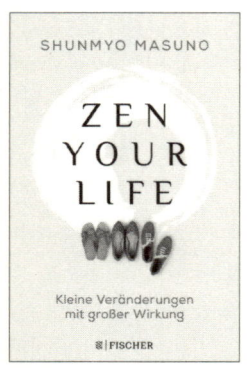

Aus dem Amerikanischen
von Nora Bartels
224 Seiten, gebunden

Weitere Informationen finden Sie auf
www.fischerverlage.de

AZ 8105-3065/1